尚 弘子 著

暮らしの中の栄養学

沖縄型食生活と長寿

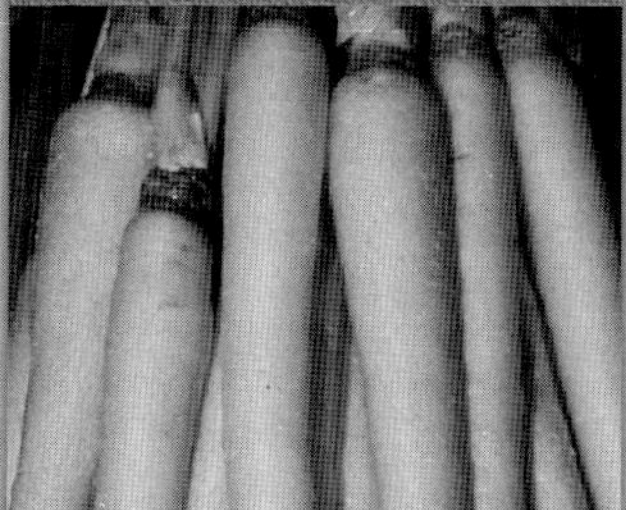

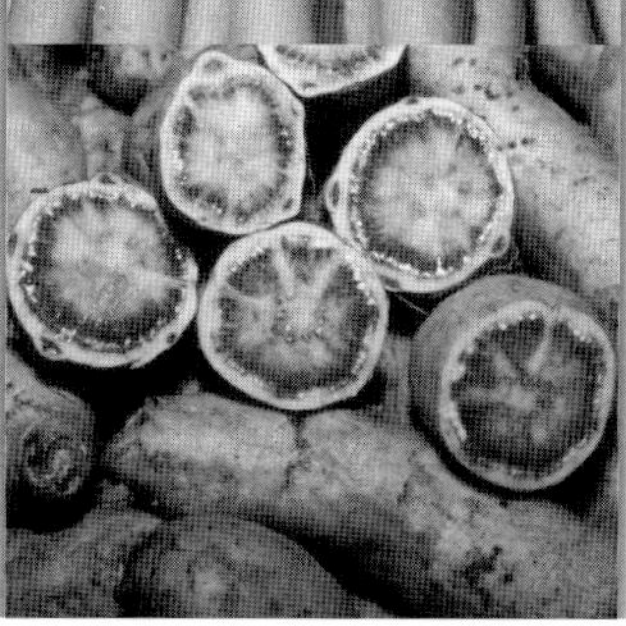

目次

暮らしの中の栄養学

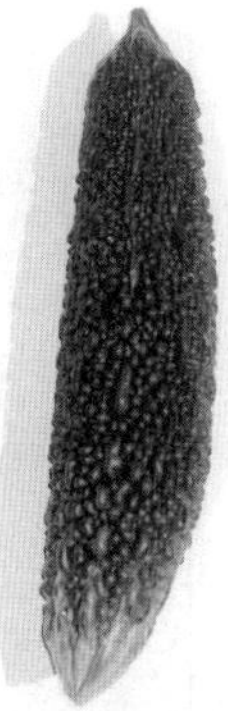

第三章　沖縄の食

第四章　黒砂糖礼賛

第五章　栄養学との出会い

第一節　米国留学と栄養学　157

第二節　毎日の健康づくり　181

第一章　沖縄型食生活とは

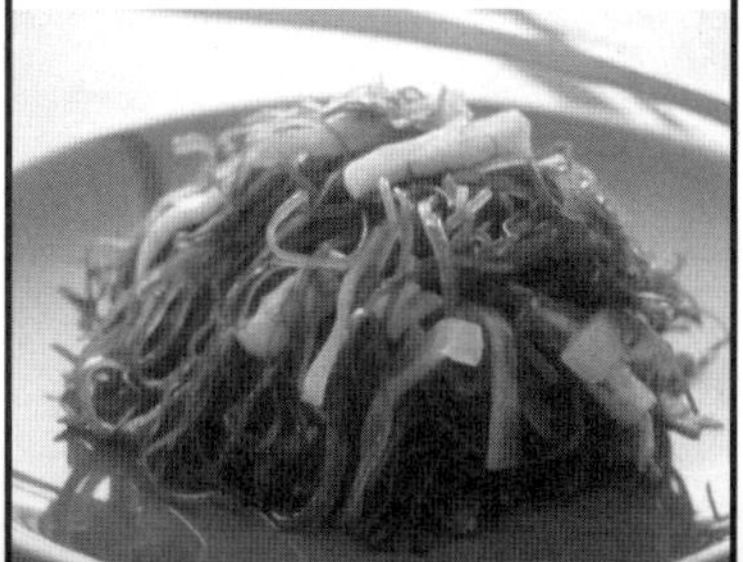

図１　沖縄の位置

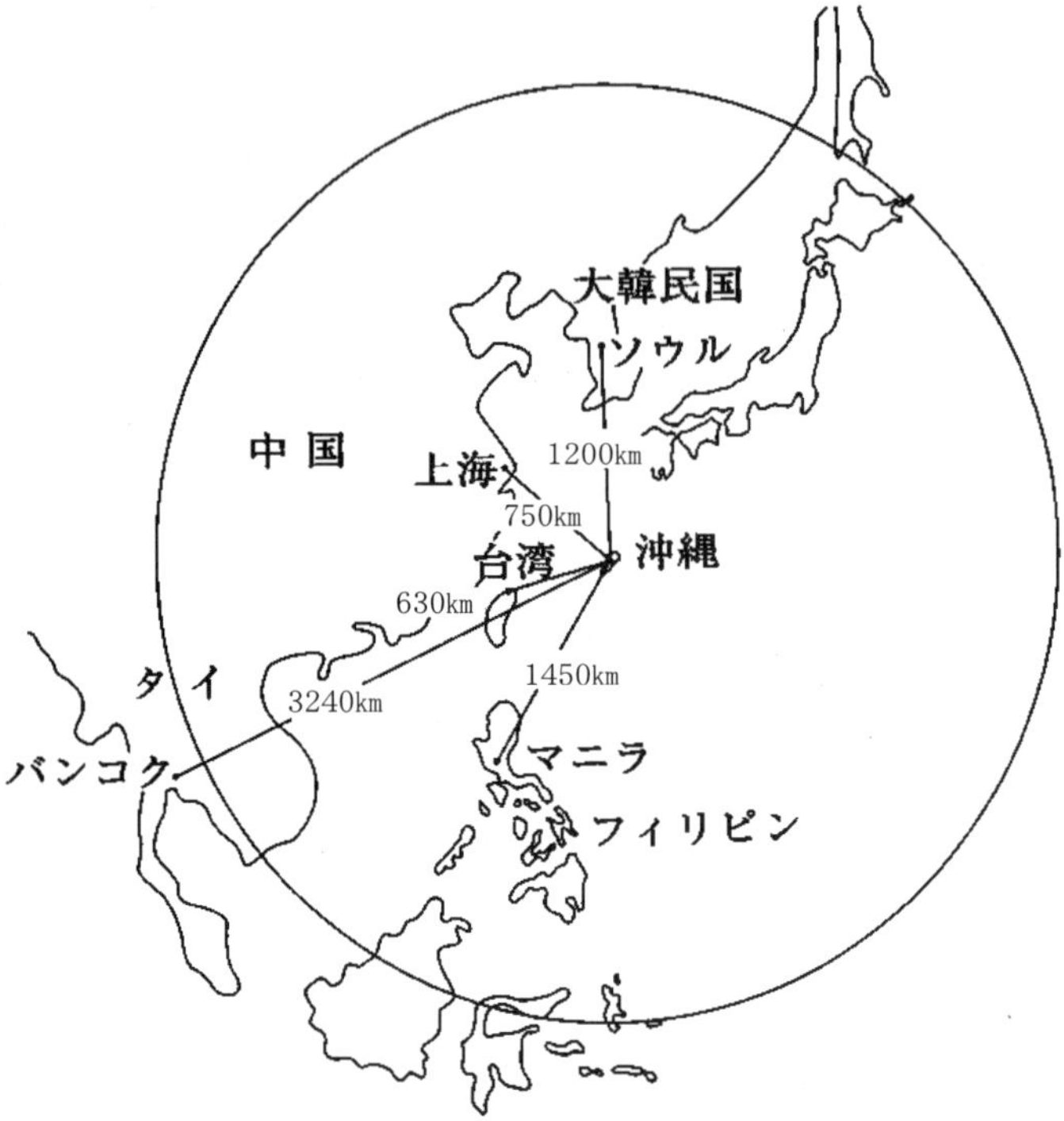
大韓民国
ソウル
中国
上海
1200km
750km
台湾
沖縄
630km
タイ
3240km
1450km
バンコク
マニラ
フィリピン

第一節　沖縄の地理・歴史・食文化

沖縄の地理的環境

日本列島の最南西端に位置する沖縄は、日本では唯一亜熱帯島嶼県です。陸上は亜熱帯性ですが、海は熱帯性という特異な地理的環境にあります。沖縄にコンパスの中心をおき、図1に示すように北海道までの距離である半径二〇〇〇～二五〇〇キロメートルの円を描いてみると、北は朝鮮半島、西に中国大陸、南には台湾からベトナム、タイにいたる東南アジアの国々が含まれます。この地理的な位置は、弧状の日本列島の中できわめて重要な役割を果たしてきました。

年間平均気温は二二度、平均湿度が七七％と高温多湿の気候条件で、一年の約三分の二が夏です。島々がサンゴ礁台地のため、年間約二二〇〇ミリメートルの降雨量があるにもかかわらず、しばしば干魃に見舞われることや台風の強襲など厳しい自然条件下にあります。

世替わりの歴史

歴史的にも特異な道を歩んできました。『沖縄文化史辞典』（一九七二年、東京堂出版刊）に掲載の「文化史年表」によると、琉球（流求）の文字がはじめて「支那史」に現われるのが六〇五年、日本では飛鳥時代、中国では隋の時代です。その後に続く唐の時代は、その制度や文化の面でアジア諸国に大きな影響を与えました。琉球も例外ではなく、今日まで中国のことを唐（方言でトー）といってきました。

一四世紀後半に、中国（明朝）皇帝の要請を受けて冊封・進貢関係を結び、のちに大和（日本国）、朝鮮や東南アジアへと交易を展開しました。

このように古くは琉球王国として独自の王朝文化を築きましたが、薩摩の琉球入り（一六〇九年）後はその支配下に置かれ、明治の廃藩置県（一八七九年、琉球藩から沖縄県となる）を経て日本の一県に組み込まれました。さらに、太平洋戦争後の二七年間にわたる米軍統治下での琉球政府の存在など、国益の狭間で独特の歴史をたどっています。その結果、衣食住を含む生活文化の面で他府県には見られない独特のものが多々存在します。

食文化のかたち

食文化とは、ある地域で、何を、どのように、どれだけ食べるかという食にまつわるさまざまな事柄を、その地域の習慣や行事などとの関連でとらえたものをいうのではないかと思います。沖縄の「食」は、地理的条件と、中国をはじめアジアの国々との交わりを深めた歴史的背景、そして沖縄の人々の食に対する意識など、多くの要因によって形づくられたものです。特徴的な沖縄の食は「健康・長寿食」に代表されるもので、中国の影響を色濃く受けています。

中国との進貢貿易が開始されると、琉球国王の代替わりのたびに中国皇帝の使者である冊封使が琉球を訪れるようになりました。冊封使により、国王が琉球国中山王に封ぜられる、いわゆる冊封の儀式がおこなわれ、その後に冊封使をもてなす七つの祝宴が催されました。この中国皇帝の使節団は五〇〇人にものぼり、首里王府の賓客として六か月にわたり滞在したとのことです。彼らの接待は、王府にとって大変重要な国家的行事でした。そのため、特別に料理人を中国に派遣し、中国料理の手法を学ばせました。

一七世紀初頭に薩摩に征服されてからは、薩摩の執政官が琉球を監督するため沖縄に駐在するようになりました。中国料理は薩摩の官吏には受け入れられず、そのもてなしのために包丁人（料理人）を今度は薩摩に送り、日本料理の調理技術を学ばせました。

このように、中国と大和の影響を受けて、首里王府を中心に琉球独特のもてなし料理として伝承されたものが、「宮廷料理」とよばれるものです。

一方、これらの豪華な料理とは対照的に、東南アジアの国々との交易を通して得た食の知識と沖縄独特の食素材を巧みに生かし、庶民の知恵によって育まれたのが「庶民料理」です。

沖縄の食文化はこの二つの系譜からなり、養生食または長寿食とよばれるものを今に伝えています。

植物学者の故中尾佐助先生は「沖縄の食から世界の食をみる――沖縄は普通、本土は特殊」と題して次のように述べています。「日本の場合、世界の中でもっとも特殊な料理体系だと思います。第一に油がない。それから肉がない。魚は海岸や湖に近いところにはあるが、ちょっと離れるとろくろくない食生活になってしまう。朝鮮では牛肉をよく食べていたし、中国、東南アジアでも、毎日食べるほど肉はありませんが、ちょっとごちそうを、というときには登場する。日本料理では肉、特に家畜の肉を避けてしまった。それに対して、沖縄の食事体系は日本離れしています。つまり世界の普通になっている。本土のほうが桁外れに特殊です。世界的にみて、アジア的にみて……」

さらに沖縄が世界の普通であるということを裏付ける意味で、ヨーロッパや他の世界の国々で古くから豚一頭が丸ごと食された例を挙げて、沖縄の豚肉料理の特徴と比較しています。

豚肉だけでなく、食は国境を越えて世界中に伝播していきます。沖縄には口にするとお歯黒になるような、イカの墨汁があります。イカ墨料理は一六世紀のキリスト教の大布教時代に、スペインから長崎の生月島、沖縄、フィリピンへと伝播したということがわかっています。長崎県北部の平戸島の北西にある生月島は隠れキリシタンが多かったことでもよく知られており、イカ墨料理も伝わっています。沖縄は祖先崇拝が根強く、キリスト教が広まらなかったということですが、イカ墨料理は沖縄の名物料理として伝承されています。フィリピンにも沖縄のイカ墨料理と似たような料理があり、また、スペインのリゾットが久米島の黒墨ジューシー（雑炊）にそっくりなことなど、興味はつきません。

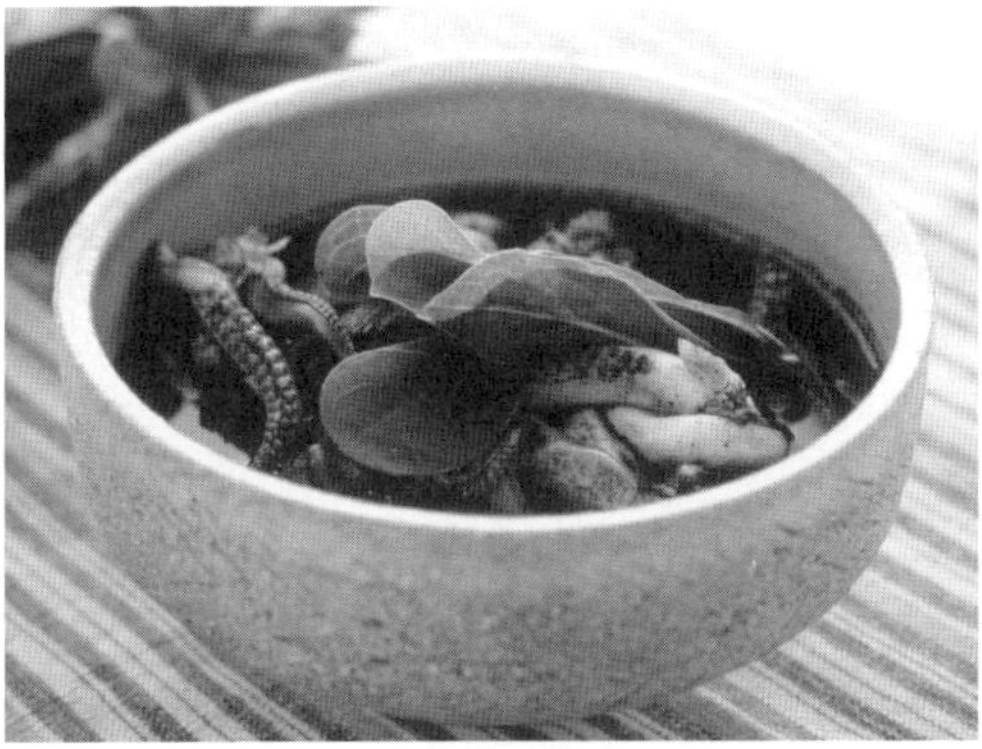
イカの墨汁

住まいの中の台所

一九一一（明治四四）年に建築されたという貫屋《ヌキヤ》形式住

図２　貫屋形式住宅の事例

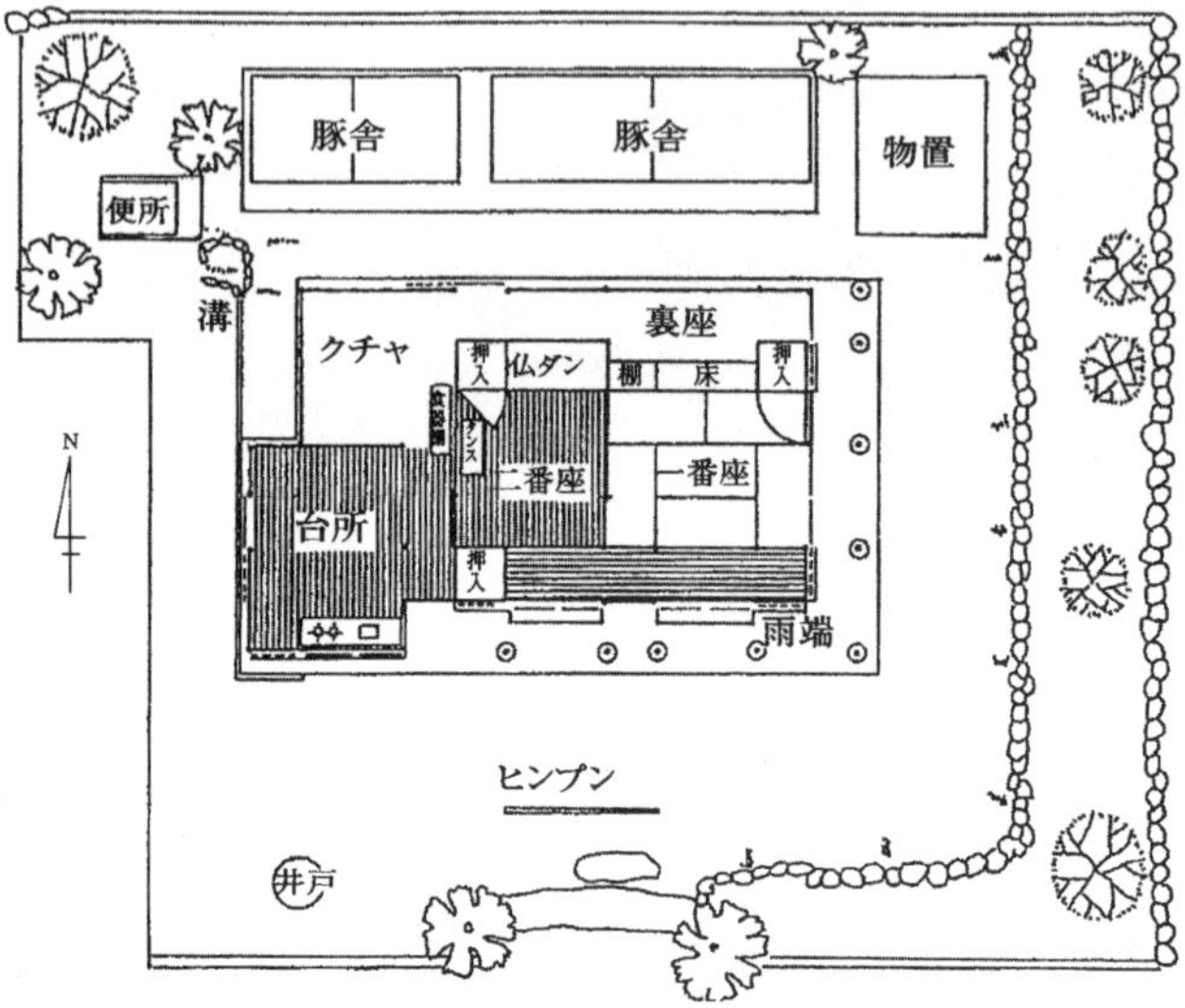

田辺泰・巌谷不二雄共著『琉球建築』（1937年）
「家庭の食事空間」の沖縄県渡名喜村より

宅の事例（図2）は、沖縄の在来民家の間取りをもっとも特徴的に表しています。

在来民家の間取りには沖縄独特の呼称があり、南側を表、北側を裏と表現しています。また、そのほとんどが横分割の続き間形式になっており、東側から西側へ向けて、接客の間または主か人の居室である一番座、居間または茶の間として使われる二番座と順位づけがなされ、金持ちの住まいでは三番座、四番座まであったそうです。西側に台所が位置します。これらの座敷は、行事などで大勢の人が集まるときには続き間として使えたため、いまふうに表現するとオープン・システムでオール・パーパス・ルームになっていたともいえます。同様な間取りはコンクリート建築になった現在でも、農家ではよくみられます。南側の表に対して、北側には生活のプライバシーが守れるよう高窓で閉ざされた裏座があります。北側は夏期でも割合涼しさが保て、台所よりにクチャと呼ばれる空間があり、そこに食品保存用のかめが並べ

図３　沖縄の農家の屋敷内住宅配置図

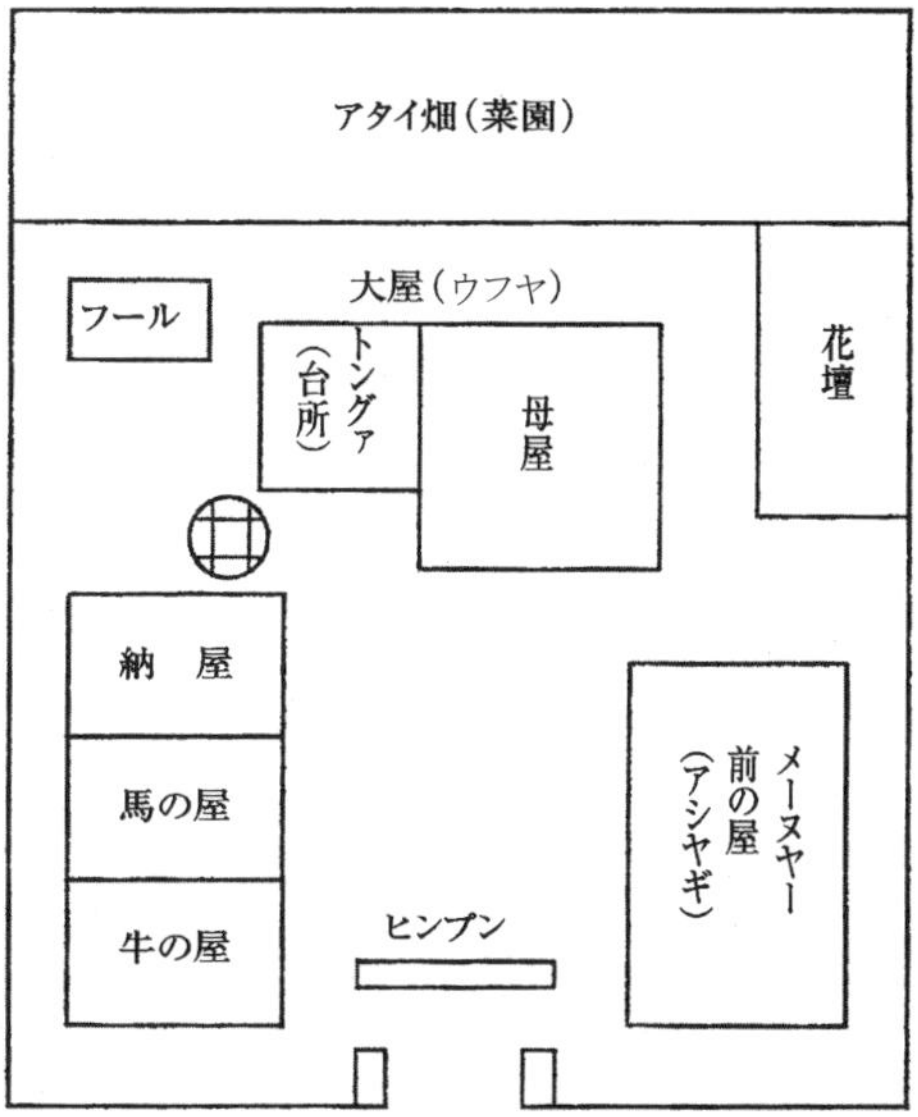

図４　大屋の間取図

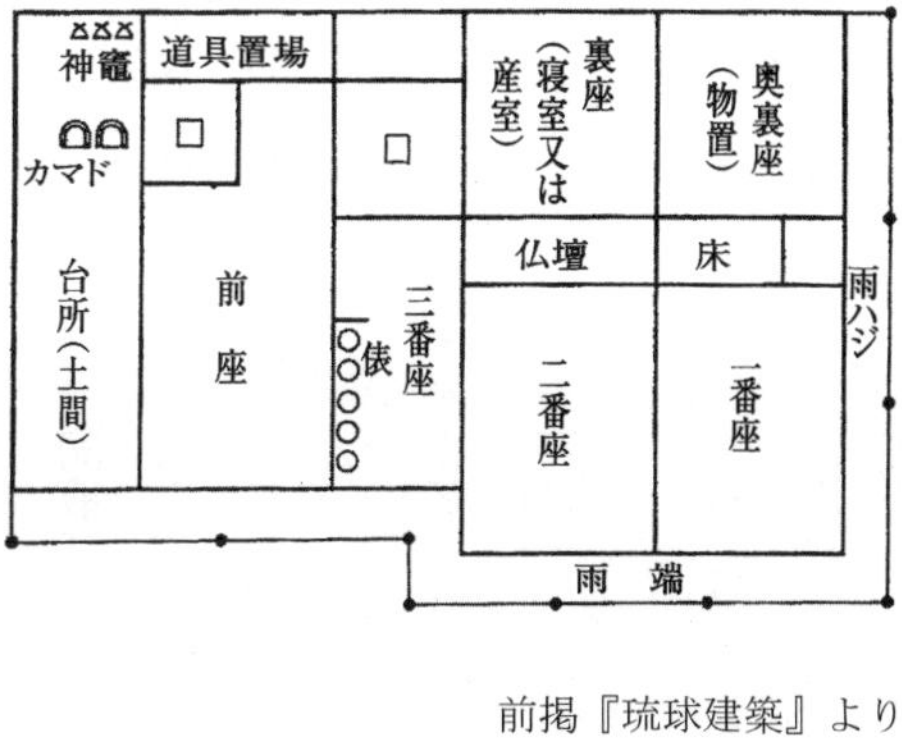

前掲『琉球建築』より

られました。

　このように、亜熱帯の住まいにふさわしく風通しのよいオープンタイプの間取りとなっているものの、台風対策として屋根には白い漆喰で固定された沖縄独特の赤瓦を葺き、屋敷周りにはサンゴ石灰岩の石垣を巧みに積み上げたり、福木の木々を防風林とするなどして備えました。また、正面には前隠しとしてのヒンプンが必ずありました。

　一九三四（昭和九）年と三五年の調査研究をもとに出版された田辺泰・巌谷不二雄共著『琉球建築』の中にみる農家の屋敷内配置図（図3）および大屋（ウフヤ、母屋）の間取り図（図4）は、前述の明治時代の貫屋形式住宅と類似しています。

　田辺泰氏は「琉球建築は、民族的にはかの地に日本建築を打ちたてたのであったが、地理的に本土と離れ、かの地特有の気候・風土による独特の緩慢なる発展をなし、さらに中国明・清の建築様式ないし技法を加えて、濃厚なる地方色を発揮する琉球建築が生まれたというべきである」と紹介しています。

　しかしながら、その間取りは図3、図4で示すように、平面形式としては日本の一般的な民家に比べ独特なものといえます。母屋（または座敷）と台所（炊事をする土間）との関係では、いずれの場合も台所は正面から向かって母屋の左側、いわゆる西側に位置しています。

『沖縄文化史辞典』には「穴屋（掘っ立て小屋住居）時代初期には台所は居室と一つ棟にあったが、生活様式が進歩してから次第に台所が母屋と分かれて別棟に建てられるようになり、母屋を上（ウィー）、台所を下（シチャ）と称した。のち貫木屋の様式が発達し、母屋と台所の分離が不便がられるようになって、再び母屋・台所を一棟にまとめる形式が生まれ、今日に至っている」（カッコ内筆者）と述べられています。

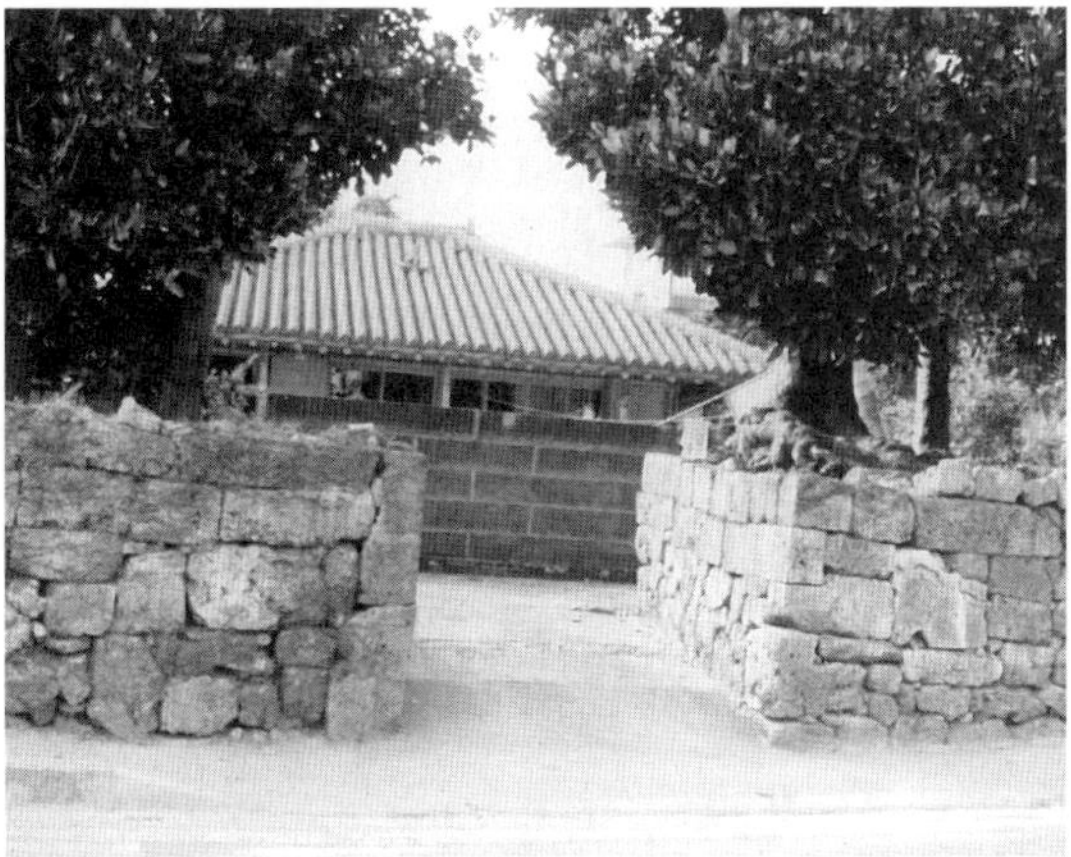
ヒンプンのある伝統的住居

ふつうの在来民家では、西側に位置する台所が上下に分けられ、上は板の間で上トングァといい、ここを茶の間兼食事室兼作業室にあてていました。下は土間で、下トングァといい、竈が置かれていました。水源の井戸は外にあり、野菜その他の洗い物はここですませます。また、井戸から水を汲み上げて土間の水がめに溜め、煮炊きの際に使用しました。台所の裏側、いわゆる排水口のあたりは、水場で繁茂するふだんそう、ようさい（ウンチェー）、やえやまかずら（食用のさつまいもの葉）などを植え込み、菜園として利用していました。

一般的に、女子どもは上トングァ（板の間）で、主人と長男はさらに東側に続く二番座で食事をとっていました。女子どもは銘々平お膳（ヒラウジン）と呼ばれる四角い塗りの膳に汁物とおかずをのせ、主食のサツマイモが盛られたざるを囲んで座っていたようです。主人と長男は足つきで黒塗りの高お膳（高さ約一五センチ）を使用していました。

一方、竈のある土間だけをトングァとよんでいる文献も多く、煮炊きするところだけを台所と称したのか、それとも居間まで含めたのかわかっていません。上下トングァをトータルに台所として考えると、現在のダイニングキッチンという様式が当時からあったことになります。

台所の内部をみますと、竈の部分だけを土間にして残りは全部床、床と土間が半々、全部土間など、地域や島々によっても異なっています。台所が半床、半土間の農家では、床部分を居間がわりにし、女子どもの食事の場や昼寝、または気が置けない客とのおしゃべりの場として用いたそうです。

たいていの農家では養豚をおこなっていて、豚の餌専用の大きな竈が家族の食事に使用する竈とは別にしつらえられていました。また、戦前までフールと称し、便所と豚舎が続きになっている農家も多くみられました。

第二節　食と信仰

祖先崇拝と共食文化

沖縄には仏教、回教やキリスト教のように規律を伴う宗教はありませんが、アニミズム（自然界のあらゆる事物は、具体的な形象をもつと同時に、それぞれ固有の霊魂や精霊などの霊的存在を有するとみなし、諸現象はその意思や働きによるものとみなす信仰）やシャーマニズム（心霊や祖先の霊などと巫女を仲立ちとして心を通わせる）を基盤にして、本土の古神道や、中国および大和よりもたらされた仏教や道教の影響を受けた独自の信仰「祖先崇拝」があります。

前掲の『沖縄文化史辞典』にも「沖縄では仏教をはじめとする外来宗教が、長い間根をおろすことが出来なかったが、その要因の一つは沖縄の固有信仰と目すべき祖霊崇拝が一般住民の間に深く広く根をはっているからである」と記されています。おもな年中行事の六〇％は祖霊祭で、農耕儀礼祭、悪霊払い祭や外来神祭などよりも多くおこなわれています。人々は、祖先の霊への報恩感謝の念をさまざまなかたちで表現することにより、祖先の霊は子孫をいろいろな災害から守ってくれ、子孫は繁盛すると信じています。

もっとも根強く守られているのは、位牌と墓に関する祭祀です。行事食も祖霊祭を中心に祖先の墓前または仏壇に供されてのちに家族がともに食するのが習わしです。古くはこれらの行事のすべてが旧暦でおこなわれましたが、現在は新暦でのことが多くなりました。

沖縄の祖霊祭のなかで、中国の影響を受け、特異なものとして現在でも根強く受け継がれているのが清明祭です。これは一八世紀の中ごろ、中国から伝来した行事で、旧暦三月の清明の節におこなわれます。血縁関係者が墓前に集い、花や酒、重詰め料理、果物、菓子などを供え、焼香した後にみんなでそろってご馳走を食べながら、あの世とこの世の家族が心を通わせあう共食の儀礼です。清明は清浄明潔の意で、春先には万物が生き生きとし、花も美しく咲くことから、中国では踏青と称し、唐の時代から墓参の日として大切にしたということです。清明の節には週末ごとに墓参風景が見られ、地方によっては、墓前で三線を弾きならして祖先の霊をもてなす、という大らかな楽しい行事でもあります。中国伝来ということもあって、沖縄本島に多く見られ、宮古、八重山や本島北部の一部ではおこなわれないところがあります。

沖縄の年中行事は、常に家族全員、親類縁者、もしくは地域共同体の人々が寄り集まって、

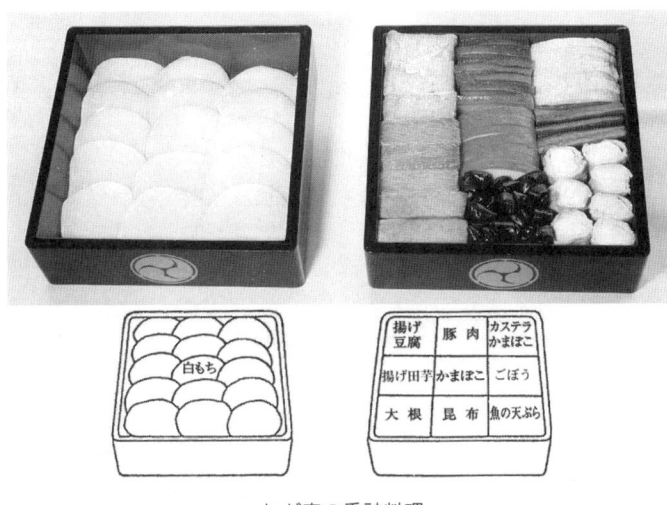

わが家の重詰料理

楽しく食べる共食文化とつながっているのも大きな特徴といえます。

仏前や墓前に供えられる重詰め料理は、中国の道教の影響を強く受けたといわれ、重箱を九つに仕切って九品の料理を隙間のないようにきっちり詰めます。通常は豚三枚肉、カステラかまぼこ、かまぼこ、昆布の煮染め、揚げ豆腐、揚げ田芋、ごぼう、大根または冬瓜の煮染め、そして魚の天ぷらが用いられます。沖縄には、肉食を禁じた本土の精進料理のようなものは存在しません。

ただ、これらの伝統行事を現代の若者たちが次世代へ伝承できるのかどうか、危惧の念を抱く人々も少なくありません。しかし、ＮＨＫ放送文化研究所がおこなった全国県民意識調査による「現代の県民気質」で「沖縄県人という気持ちをもつ県

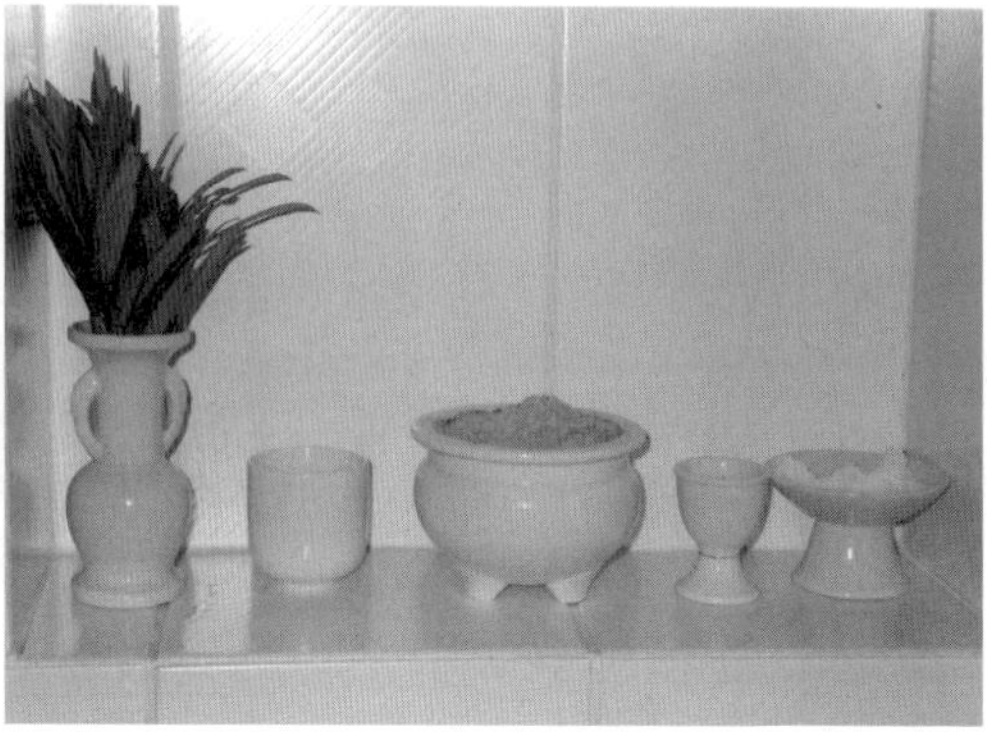
ヒヌカン

人帰属意識」は八六％と極めて高く、全国の六八・七％をはるかに引き離してトップであることがわかりました。また、「ことば」や「土地の人情」が好きな点でも全国トップです。このような県民性と、最近スーパーや総菜店で、行事の時期になると重詰め料理や行事のお供えに必要な食材が出回り、簡単にオーダーできるようになったことを考えると、簡便化されつつも共食文化は伝承されるものと思いますし、それを大切にしたいものです。

竈と火の神（ウミチムン・ヒヌカン）

沖縄においては火の神信仰が強くみられます。台所のレンジ回りに香炉と榊、水、塩を置き、火の神とします。一般的にはヒヌカンとよばれていますが、御殿（ウドゥン、尚家）では古来のよび名でウミチムンといいます。ウミチムンの名は、三個の石を鼎形に据えた古い素朴な竈の形式を御三物（おみつもの）とよんだところから生じたといわれています。火の神は女性が拝み、その家の守護神として仏壇の祖霊より優先的に拝まれます。火の神を家の守護神とする民間信仰は、食生活における火の重要性を表わしたもののようです。

こうして従来、沖縄の家庭の台所には火の神が祀られていましたが、核家族化のすすむ現代において、アパート住まいの若い世代では火の神を置いている世帯は少ないのではないかと思われます。わが家の台所にはレンジの向こう側の出窓に神棚があり、毎朝レンジの火を点ける前に手を合わせて一日の無事の祈願をしています。

このように、沖縄における民間信仰では、祖霊とともに火の神が大きな存在を占めています。

第三節　沖縄の養生食

医食同源

養生とは「生命を養うことであり、健康の増進をはかること」と辞典に記されていて、養生食とはまさに健康を維持し増進する食べ物を意味します。このことから、日常私たちが摂取している食品のほとんどが養生食の素材となり得ると考えられます。ただ、それらの素材に含まれている栄養成分や薬用成分の種類や量によって健康への影響は左右されますし、また微量に含まれているであろう特殊成分等が素材の組み合わせ方によって、含有成分相互での相乗効果を生じ、より健康に役立つということがわかれば、養生食としての真価をさらに発揮することができるということになります。

養生食は、古くから人間の貴重な体験によって生み出されたものであり、それには十分な科学的裏付けはないかもしれませんが、食品素材の組み合わせ方やそれらの取り扱い方にいろいろな工夫とすばらしい先人たちの知恵をみることができます。

沖縄のお年寄りが人をもてなすとき、「これは滋養になるよ」とか「これは身体にいいから、クンチ（根気・元気）がつくから」と効用を説きながら食べ物をすすめます。また、必ずと言っていいほど、食べ物について「ウジニー（補い、補益）」とか「クスイムン（薬になるもの）」という表現をします。口にする食べ物はすべて薬（単なる薬ではなく、滋養強壮の意味も含む）という考え方です。

実際、沖縄の長寿者たちが体にいいとして口にした特徴的な食品素材を、凍結乾燥粉末にして白ネズミの餌に混合し、一定期間投与したのち、その血液や肝臓の成分分析をしてみますと、長寿者の教えがそのものずばりであることに感動します。

「養生食と長寿食は同じなの？」と聞かれることがあります。一九八七（昭和六二）年、沖縄県の補助事業として、財団法人地域産業技術振興協会の食品研究分科会で沖縄の養生食に関する調査研究をおこないました。沖縄本島南部、南部離島（渡嘉敷村）、中部、北部、北部離島（伊平屋村）、八重山与那国町と広範囲にわたり、食生活改良普及員や地域の女性リーダーの協力を得て、六十余の伝統的な養生食についての聞き取り調査を実施し、『沖縄の養生食――伝承のクスイムンに関する調査研究』という報告書を作成しました。調査研究を通じて、養生食とは漢方を取り入れた食餌療法的な内容のもので、長寿食とは養生食を含む生活習慣病予防食、いわゆる広い意味での健康食のことだということがわかりました。

干魃や台風などの自然災害にたびたび見舞われた沖縄では、薬餌効果を優先する「養生食」が食の知恵として生み出され、育まれました。これらは日常の生活に密着したもので、「医食同源」すなわち医学的な治療も日常的な食事もともに人間の生命を養い健康を守るもので、その源は同じとする考え方です。食品素材の組み合わせ方や野草・薬草を巧みに取り入れるなど多様な工夫と知恵の結晶を見ることができます。

紀元前、かの有名なギリシャの医学者ヒポクラテスは、「健康な体はわれわれが口にする食物に由来する」と述べ、食の重要性を説いています。「人間の体内には、血液、粘液、黄胆汁、黒胆汁の四液があるが、これらは食物によってつくられ、この四液の調和がうまく保たれたとき、人間は健康を維持することができる。しかし、この四液の調和がくずれて病気になった場合、人間はまず、自然力いわゆる体内での調和を保とうとする力を働かせるが、それを助けその力を強くするのは食物である」と四体液説を広めました。

日本では江戸時代の本草学者、貝原益軒（一六三〇～一七一四）が著書『大和本草』の中で「元気は生命の本なり、飲食は生命の養なり」と述べています。

これらは人間が食べ物を通して自然に体内での調和を保とうとする力、いわゆる「人間の自然性」の重要性を説いたもので、近年の長寿研究、健康食に対する考え方や、世界的な自然食ブームの根底にあるものといえます。

沖縄の養生食の起源は、古代中国における食療本草系にさかのぼります。中国漢方の中にみる医師の属官序列は、食医、疾医、瘍医、獣医の順となっており、栄養管理や食事療法を担当する医師が一位で、次いで内科医、外科医となっていることから、いかに古代の中国人が、食と食生活を重要視していたかがよくわかります。

この考え方は、昭和五十年代に日本でブームになった「薬膳」に類似するものであり、田中静一氏は『中国食物辞典』の中で、「薬膳という言葉は、古い中国料理書にはまったく見られない新しい言葉である。薬膳の膳の字には、日本のように食事用の膳の意味はまったくなく、食事とか食の意味であるから、薬膳は薬食あるいは、薬と食の意味になる。」と述べています。また、四川省で一九八七年に発行された『薬膳大全』には「中国の薬膳は、中医学の理論の指導の下に薬物と食物を配合して調理、加工した、病気の予防と治療、健康の保持と増進に有効なおいしいもの」となっています。これはまさに沖縄の「医食同源」または「薬食同源」と一致しており、食事は生命を養い健康を保つだけでなく、病気を治す薬の役割も果たすという、食生活に対する意識を示唆しています。

沖縄の養生食の特徴

沖縄の養生食が、中国と大和の影響を受けながらも、沖縄独特の養生食として日常一般化したのは、食に対する宗教的禁制がほとんどなく、また、食するものに偏見や差別の意識を持たなかったことにもよると思います。

沖縄唯一の本草書である『御膳本草（ぎょぜんほんぞう）』は、琉球王家の侍医頭であった渡嘉敷通寛により一八三二年に王府へ献呈されたものです。これを見れば、沖縄の養生食が中国の食療養生思想の影響を大きく受けていることがよく理解できます。沖縄産あるいは沖縄で手に入る食材を、一六項目に分類し、三〇八品目を取り上げています。

また、中国の本草書に出てくる効果の表現と沖縄の養生食の中で使われる言葉が酷似していることからも、中国の影響をうかがうことができます。例えば、方言のウジニー（補い、補益）やクンチ（根気、元気）は中国の「補中益気」に相当しており、健康的な食事で栄養を補給し、元気になることを意味します。また、ハッサングスイ（発散薬、熱を発散させる食）は漢方における「散病」「散食」などの考え方と一致します。

沖縄の養生食には四つの大きな特徴がみられます。まず、シンジグスイ。これは煎じ薬の意味で、漢方にみる食品を煎じることです。シンジには独特の食品の組み合わせがあり、これが二番目の特徴といえます。現在でも広く普及しているものに「チムのシンジ」があります。これはチム（豚の肝臓、いわゆるレバー）と島にんじんやにんにくなどを煎じて、その汁を病人に飲ませます。疲れやだるさ、万病に効くとして今でも多くの人々が口にしていますが、栄養学的にも納得できるものです。お年寄りは、必ず黄色でごぼうのような形状の島にんじんでなければ効き目はないといいます。

その他、クーイユ（鯉）やターイユ（ふな）などの淡水魚をにがな（ホソバワダン）と煎じるシンジがあります。クーイユシンジは疲労回復、滋養強壮、催乳などに効果があるとされ、ターイユシンジは風邪の解熱に発散食として用いられます。現在でも市場で売られていて、インフルエンザや感冒が流行ると入手が困難になることさえあります。

このように、一つの食品ではなく、いくつかの食品を巧みに組み合わせて煎じて、そのエキスを飲食するという方法は、個々の食品に含まれる栄養成分や特殊成分の相乗効果を生み出すという面からも重要ではないかと思います。特に栄養状態があまりよくなかった当時の食生活で、たんぱく栄養におけるアミノ酸の補足効果や、微量な特殊成分などによる栄養と薬効の相乗効果をねらった点では、養生食の優れた特徴といえます。

三番目の特徴は、沖縄の養生食が漢方薬局で取り扱っているような漢方生薬を使用しているのではなく、薬草の宝庫といわれる沖縄で、身近にある材料を組み合わせて日常的に食事として摂取しているということです。例えば、熱帯の海域で採れる魚は鮮やかな原色で臭みもあり、魚汁にはその臭み取りとしてういきょう（イーチョーバー、咳止めや風邪の発汗、健胃に効果あり）を用いたり、刺身のつまに浜ぼうふう（ハマグンボー〔浜ごぼう〕。痛風、高血圧や感冒の解熱に効果あり）の葉を添えるなどしています。これは「養生」の、「命を養い、健康の維持増進をはかる」という定義のとおり、沖縄独特の食材の薬効を活用した健康保持、体力増強そして病気の予防ともなるものです。

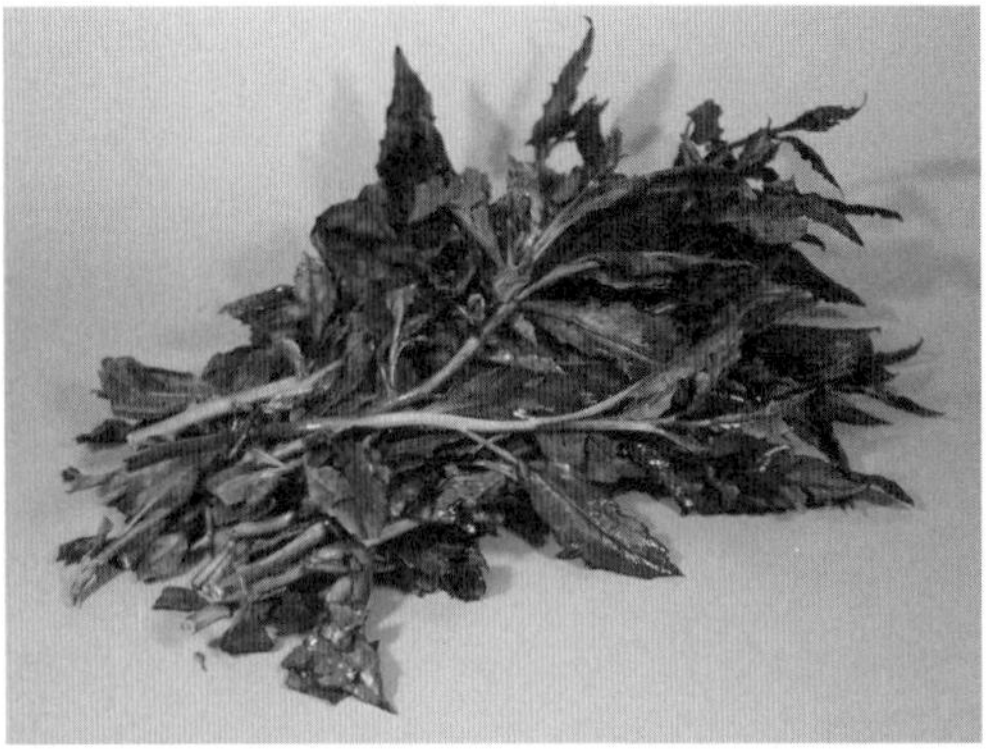

ハンダマの名で親しまれるすいぜんじ菜

その他、クミスクチン（腎臓病の特効薬）、あきのわすれぐさ（クヮンソウ、不眠症に効く）、さつまいもの葉（やえやまかずら、カンダバー）、コヘンルーダ（イシャナカシグサ〔医者泣かせ草〕、解毒、風邪、神経痛、リューマチへの効用）、すいぜんじ菜（ハンダマ、貧血への効用）、ぼたんぼうふう（チョーミーグサ〔長命草〕、気管支系の病気に効く）など、多種多様の野草、薬草が日常的に用いられています。

四番目の特徴に中国の漢方の影響を色濃く残しているものとして「以類補類」、いわゆる類を以て類を補う、という考え方があります。近年、豚の細胞を人間への移植に用いるということを耳にしましたが、すでに、古代中国の食医の技術の一つに、類を以て類を補う、という豚と人間の関係がありました。

沖縄の豚肉食文化の特徴は、単に豚肉を食するというのではなく、豚の耳、面皮、肋骨、胃・腸、肺臓、肝臓、すい臓、腎臓などを含む内臓と足・脚まで巧みに利用するというところにあります。それらは漢方の技術に示されているように、煎じることによって薬効を生じ、健康に生かされています。例を挙げると、

①すい臓と腎臓の煎じ（タキーマーミのシンジ）

泌尿器系の悪い人や疲れ気味の人に、滋養強壮剤として効くとされています。市場では、タキー（すい臓）とマーミ（腎臓は豆のような形状をしています）がセットで売られています。

②肺臓の煎じ（フクのシンジ）

呼吸器系に問題のある人、せき等に効くとされています。

③豚足の汁物（足ティビチ）

足・脚や腰の悪い人には、豚足の汁物が効くとお年寄りはいいます。確かに足ティビチ（豚足と昆布、大根、しいたけなどを柔らかく煮込んだ汁物）は、今流行の良質のコラーゲンをたっぷり含むことから、その効用は納得できます。

内臓のシンジには、二つの特徴的な手法があります。その一つは煎じるときに必ず泡盛をたっぷり入れること、そして今一つはよもぎ、にがな、島にんじん、にら、ういきょうなどの薬草とともに時間をかけて煎じ、それぞれの食材のもつ特殊成分の相乗効果を巧みに利用する、ということです。

『沖縄の養生食――伝承の「クスイムン」に関する調査研究』より

前掲の『沖縄の養生食――伝承の「クスイムン」に関する調査研究』より、シンジムンのレシピを拾ってみますと、六一レシピのうち二七が「○○の煎じ汁」となっていて、小豆の煎じ汁、くろめばるの煎じ汁、かわはぎの煎じ汁、たこと小豆の煎じ汁、とびうおなどの煎じ汁、白いかの煎じ汁、巻貝の煎じ汁、ふなの煎じ汁、鯉の煎じ汁、山羊の煎じ汁、牛の心臓の煎じ汁、牛の肝臓とうこんの煎じ汁、牛タンとういきょうの煎じ汁、牛肉の煎じ汁、豚のすい臓の煎じ汁、豚の尻肉と肝臓の煎じ汁、豚の尻肉とあきのわすれぐさの煎じ汁、豚の尻骨とにがなの煎じ汁、豚の肝臓と泡盛の煎じ汁、豚のすい臓と心臓の煎じ汁、豚肉と肝臓の煎じ汁、鶏の煎じ汁、しその煎じ汁、ねぎの煎じ汁、野菜の煎じ汁、えらぶうなぎの煎じ汁、はぶの煎じ汁が収録されています。その中から二例を紹介します。これらは正確な分量等は記されていません。

【豚の尻肉と肝臓の煎じ汁（チムシンジ）】

シンジグスイの代表的なものは「チム（肝臓）のシンジ」で、ブタの肝臓と柔らかい尻肉を島にんじん、にがなとともに煎じたもの。

●作り方（南部地区、首里の女性、七五歳）

①豚の肝臓と尻肉は一口大に切り、泡盛でよくもむ。

②島にんじん、にがなは適当に切る。

③、①・②の材料を鍋に入れ、ひたひたの水とたっぷりの泡盛を　加えて煮る。

④つゆわん一杯程度まで煎じる。

●効用　滋養強壮（とくに妊婦によい）

【ふなの煎じ汁（ターイユシンジ）】

淡水魚のふなや鯉をよく用いますが、ふなが風邪などの解熱に効くという薬効を主としているのに対し、鯉は滋養強壮、疲労回復が主でその使い方は異なります。

●作り方（南部地区、首里の女性、七九歳）

①生きたフナをきれいに洗い、どろ臭さを抜くために泡盛を飲ませる。

②鱗、内臓はそのままで、にが菜またはよもぎを加え、ひたひたの水と泡盛を加え、煎じます。

③泡盛がどろ臭さを消し、味・香りともに良好である。

●効用　熱さまし、疲労回復

備考　衰弱した人、やせた子どもには薄めて飲ませる。一度にたくさん飲ませず、温かいうちに食する。

第二章　長寿県沖縄の再生

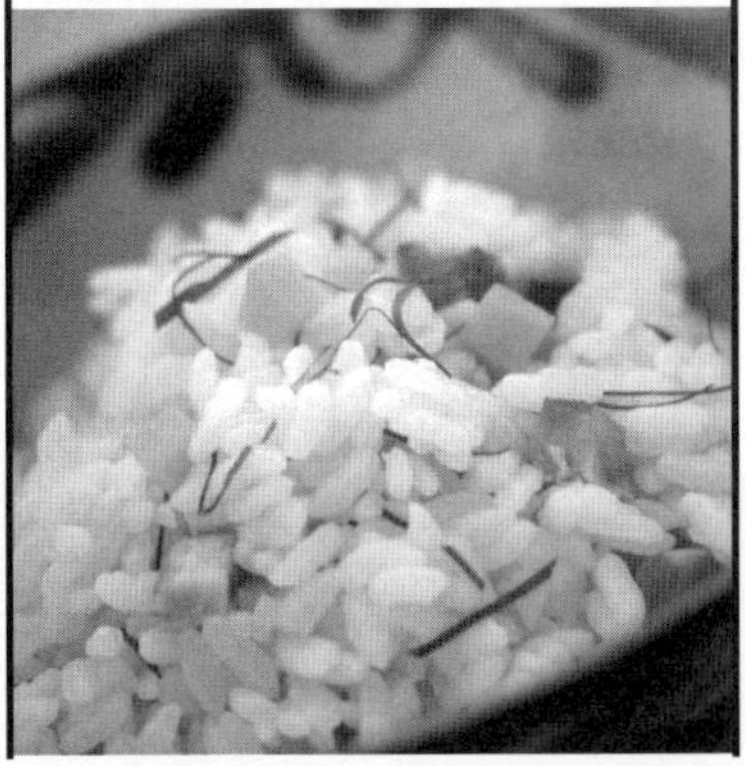

第一節　統計に見る長寿

高齢社会、長寿社会とは

　一般に六五歳以上を高齢者といい、高齢化率（六五歳以上［老年］の人口が総人口に占める割合）によって、高齢化社会（高齢化率七％～一四％）、高齢社会（同一四％～二一％）、超高齢社会（同二一％以上）に分類されます。（表1）

　日本は一九七〇（昭和四五）年に高齢化社会になり、沖縄県は五年遅れて七五（昭和五〇）年に七％に達しました。その後も高齢化の一途をたどり、二〇〇六（平成一八）年に

表1　全国と沖縄の高齢化率

	平成５年	平成８年	平成12年	平成15年	平成18年	備　考
全　国	13.55	15.11	16.72	19.05	20.82	
沖縄県 (順位)	11.23 (42)	12.16 (44)	13.72 (44)	15.57 (46)	16.52 (47)	

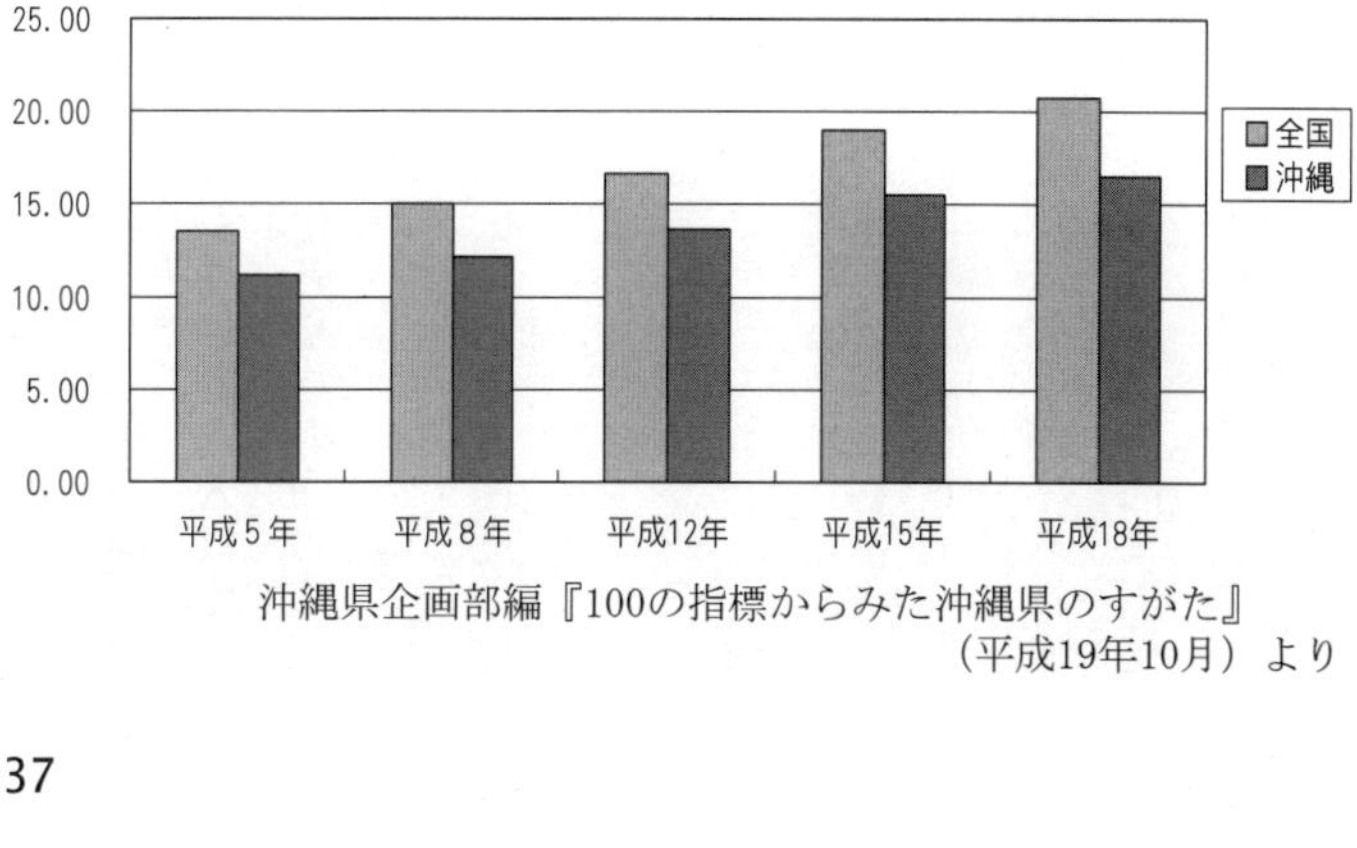

沖縄県企画部編『100の指標からみた沖縄県のすがた』（平成19年10月）より

表２　世界の高齢化率の比較と速度

国　名	1950年	1995年＊	＊への倍増年数
フランス	11.4	13.9	約130年
イギリス	10.7	15.5	60
スウェーデン	10.3	17.6	70
スイス	10.1	16.7	70
アメリカ	8.1	12.3	60
日　本	4.9	14.1	25

ＵＮ資料および厚生省人口問題研究所より

は全国が二〇・八二％、沖縄は一六・五二％となりました。

私たちは「高齢社会」や「長寿社会」という言葉を漠然と使っていますが、高齢社会とはあくまでも高齢者の人口比からの表現であり、長寿社会は人口の高齢化と平均寿命の伸展の両面からの捉え方として用いられています。

資料（表２）に示しました世界の高齢化率とその速度の比較について触れておきます。

六五歳以上の人口比率が先進国で特に高いのがフランスです。一九五〇（昭和二五）年でフランスが一一・四％、イギリスが一〇・七％、その時点で日本は先進国の中ではもっとも低い、四・九％でした。しかし、四五年後の一九九五（平成七）年には、日本はスウェーデン、スイス、イギリスに次ぐ一四・一％に達しています。この一九九五年の率にまで倍増した年数、いわゆるこの半分の時の年を統計資料より調べ、その期間を表の右側に示しました。なんと、この時点までに高齢化が倍増した年数がフランスで一三〇年であるのに対し、スウェーデン、スイスが七〇年、イギリスとアメリカが六〇年で、日本はわずか二五年なのです。フランスと日本のスピードの違いにびっくりしました。と同時に、長年かけて築き上げた高齢社会では、そこに到達するまでにいろいろな施策が練られたでしょうが、日本の場合あまりにも急速であることから対応が遅れているのだと痛感しました。世界的にかつて経験したことのないスピードで高齢化が進み、国民の健康と医療問題が深刻化しています。

高齢社会白書によりますと、二〇二五（平成三七）年には日本人の五人に一人は高齢者で、高齢化率二八・七％に達し、もっとも低い沖縄県でも二四・〇％に達すると見込まれています。

沖縄の長寿を検証

よく「沖縄は長寿というけれども、本当なのか」と質問されることがあります。そこで長寿を判断する指標を用いて、沖縄の長寿を検証してみましょう。

【平均寿命】

まず、長寿の指標の代表的なものに「平均寿命」があげられます。平均寿命とは、基準となる年の死亡状況が今後変化しないと仮定したときに、基準となる年のゼロ歳の者が平均的に見

表３　平均寿命の全国比較

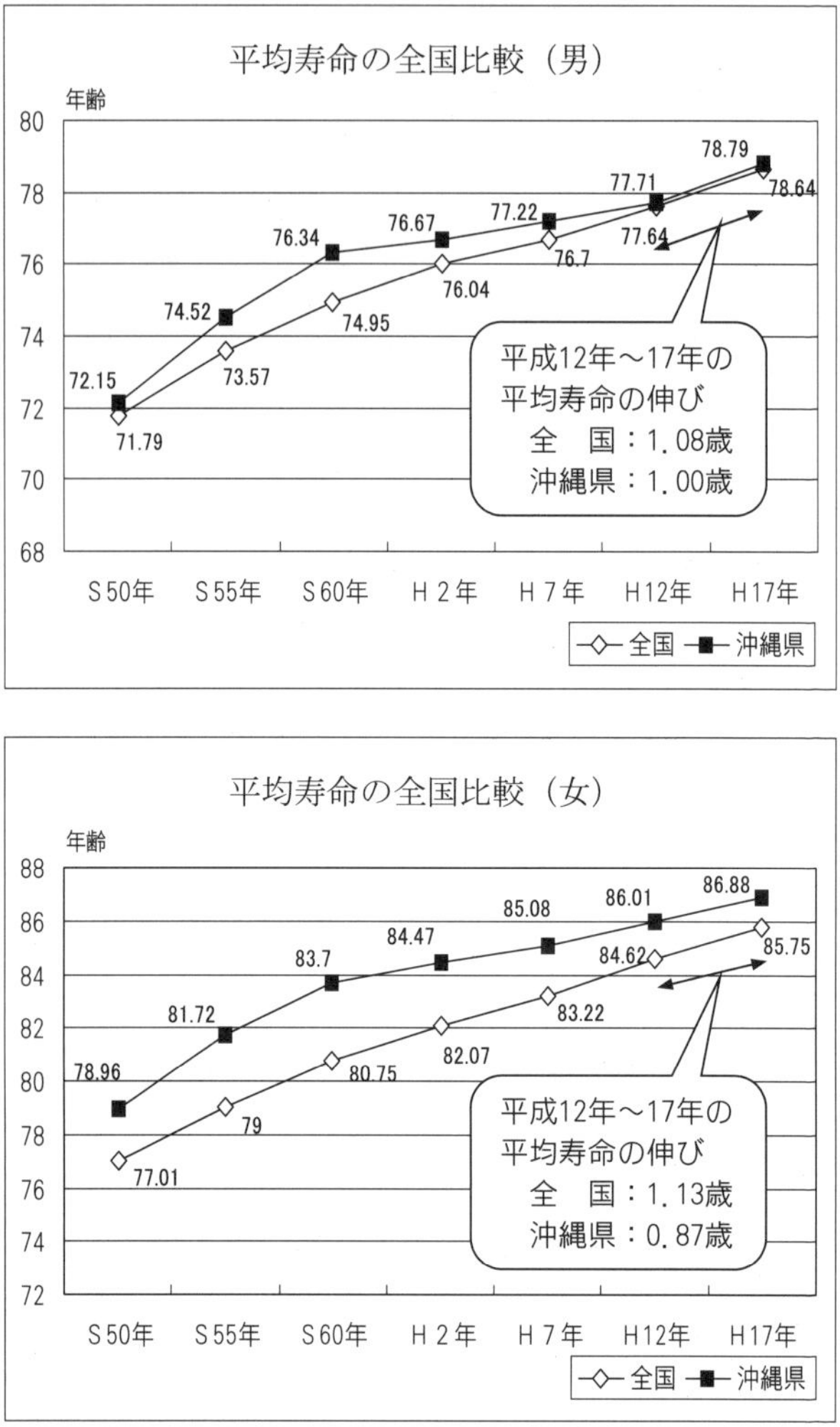

沖縄県福祉保健部資料より

て今後何年生きられるか、という期待値を表したものです。人生五〇年といわれた一九四七（昭和二二）年の日本では、男性が五〇・〇六歳、女性が五三・九六歳でした。

一九七五（昭和五〇）年から二〇〇五（平成一七）年までの平均寿命の延びは表3の通りです。

平均寿命の延びの背景としてあげられるのが「保健・医療・公衆衛生の向上」です。特に終戦直後の伝染病、結核などの蔓延は大変なものでした。それらの撲滅と病気にかからないように努力する、健康意識の高揚が要因としてあると思います。私は一九五六（昭和三一）年から琉球大学で教鞭をとってきましたが、当時の栄養教育というと、食生活の改善、十分な栄養素を摂取するための栄養改善というのが中心でした。健康を維持するためにはこれだけは食べましょう、と六つの食品群で実際の量を示しながら摂取促進の指導を

表4　平均寿命順位の推移

平均寿命順位の推移（男）

	S60年	H2年	H7年	H12年	H17年
1位	沖縄県	長野県	長野県	長野県	長野県
2位	長野県	福井県	福井県	福井県	滋賀県
3位	福井県	岐阜県	熊本県	奈良県	神奈川県
4位	香川県	神奈川県	沖縄県	熊本県	福井県
5位	東京都	沖縄県	静岡県	神奈川県	東京都
			沖縄県	26位	25位

平均寿命順位の推移（女）

	S60年	H2年	H7年	H12年	H17年
1位	沖縄県	沖縄県	沖縄県	沖縄県	沖縄県
2位	島根県	島根県	熊本県	福井県	島根県
3位	熊本県	熊本県	島根県	長野県	熊本県
4位	静岡県	長野県	長野県	熊本県	岡山都
5位	岡山都	岡山都	富山県	島根県	長野県

沖縄県福祉保健部資料より

おこないました。ひるがえって現代は、むしろ食べ過ぎが心配な時代で、なるべく食品の数を増やし、バランスよく、過食を避ける内容になっています。

このような栄養状態の改善・向上にともない「乳幼児の死亡率」は顕著に低下しました。平均寿命は乳幼児死亡率と逆相関し、乳幼児死亡率が下がれば下がるほど平均寿命が高くなっていきます。表4で平均寿命順位の推移を見ますと、女性は連続日本一です。残念ながら男性は一九九〇（平成二）年に一位から五位に、そして二〇〇〇（平成一二）年には二六位に転落しています。〇五（平成一七）年には前回より一つ順位を上げて二五位で、平均寿命を指標にする限り、沖縄県は残念ながら長寿県の地位を返上しなければなりません。

実を言いますと、私は琉球大学在職中から沖縄県民の、特に中年男性や農村婦人の栄養状態調査結果を踏まえ、長寿県の座が危うい旨、警告を発してきました。

【百歳以上高齢者の人口比率】

もう一つの重要な長寿の指標として百歳以上高齢者の人口比率があります。沖縄の場合、百歳以上人口の人口一〇万人当たりの数値が高くなっています。正式に発表されている最新データとして、平成一八（二〇〇六）年の資料によりますと、全国平均が二二・二二に対し沖縄は五四・〇九で二倍以上の数値になっています。百歳以上高齢者が多いのが沖縄の長寿の特徴といえます。

【原因別死亡数】

次に、三大生活習慣病いわゆる悪性新生物（ガン）、脳血管疾患、心疾患による死亡率から長寿を見てみますと、平成一七（二〇〇五）年のデータではいずれも全国最低の死亡率となっています。（『１００の指標からみた沖縄県のすがた』平成一九年一〇月より）

第二節　長寿者のデータより

沖縄の長寿者の食生活

一九八四（昭和五九）年に日本栄養士会沖縄県支部（現沖縄県栄養士会）では、明治三〇年までに出生した八五歳以上の健康な老人（男一三人、女四一人、計五四人）を対象に調査を実施しました。調査は、五、六〇年前の働き盛りのころの食生活に焦点を合わせたものです。その結果の一部を紹介します。

①食事量と回数

調査対象の七〇％以上が、農・漁業従事者で、激しい労働に必要なエネルギー供給のためと思われるが、「腹一杯」と答えたのが六一・五％、「腹八分」と答えたのが三八・五％であり、食事の回数は約八〇％が三回となっていた。

②たんぱく食品

動物性たんぱく食品としては、豚肉がほとんどで、行事または折目節日（沖縄では年中行事のことをウイミ・シチビといい、生産と結びついた季節の変わり目、予祝祭や豊年祭などを中心にした生活のリズム的行事や神祭をひっくるめて指している。『沖縄文化史辞典』より）によく摂取された。

魚介類については、本島北部では川が多く、カニ、エビなども含めてよく摂取されたようだが中南部では少なく、煮干しなどの小魚類を粉末にして、みそ汁のだしとして摂った。

植物性たんぱく質の摂取回数は、動物性たんぱく質より多く、大豆製品を一週間に三回以上摂取した人が約三〇％で、約六〇％の人が一週間に一～三回食したことになる。大豆製品はほとんどが自家製で、みそ、豆腐、きな粉など三度の食事だけでなく、間食にも利用されるほど、たんぱく源としてもっとも多く摂られていた。

③野菜類

約九八％の人が毎日野菜を食べたと答えており、さらに調理方法から推しても一回の摂取量が非常に多かった。

野菜の種類としては、やえやまかずら（さつまいもの葉）、よもぎ、ようさい、大根葉、ふだん草、にがな、あずきの葉、ういきょう、のかんぞう、すいぜんじ菜、しそ、にんにくの葉、にがうり、へちま、とうがん、にらなどの他にきゃべつ、ほうれん草、からしな、にんじんと野草、薬草を含む沖縄独特の、繊維の多い緑色葉野菜が日常に比較的多量に食された。

④藻類

藻類の摂取は、週一〜三回以上が約六〇%と多く、あおさ、もずく、てん草、いばらのり、昆布、じゅずもなど、旬のころには大量摂取されていた。

⑤主食

六七・三%はいも類（さつまいもが主）を主食とし、米のみが一六・四%、米に麦、あわ、ひえ、いも、あずきなどを混ぜて食した人が約一一%となっており、熱量、ビタミンC、繊維類に富み、満腹感も適当に得られる食品であった。

沖縄の長寿者の日常生活

前述の日本栄養士会沖縄県支部がおこなった調査より二年早い一九八二（昭和五七）年、沖縄県生活福祉部が、百歳以上の高齢者を対象に実施した生活実態調査結果によりますと、その長寿者像は以下のようになります。二〇〇八（平成二〇）年現在とでは大きな変化がみられます。

①家族構成は、二、三、四世代と同居が多い（七一・四%）。
②仕事の引退年齢が八〇歳以上と高く、四二%を占め、引退後も「屋敷内の草刈り」（五四・九%）をはじめ、「孫のお守り」「ときどき畑仕事をする」など、よく体を動かしている。四人に一人は「自由気ままに暮らす」「老人クラブ活動や趣味の会に参加している」というエンジョイ派。
③長寿者のほとんどは、若さにまかせての飲酒、喫煙はしていない。
④結婚してからの配偶者との仲は、「とても良かった」もしくは「普通」が大部分を占め、仲むつまじく、穏やかな生活を送っている。
⑤若いころから日常生活で注意をしたという点のベスト3が「食事」「睡眠」「運動」である。若いころの体格は「やせ型」「普通」が約八二%、「やや太りぎみ」が約一八%で、「肥満」は皆無。
⑥性格的には楽天的・外向的というのが八二%で、食事には好き嫌いがなく、腹八分で、調査対象の八二%が一人で食事ができるとのこと。
以上のことから、長寿の秘訣は沖縄の伝統的な家族主義、いわゆる「敬老精神」と「温暖な気候とくよくよしない、のんびりムード」それに「十分な睡眠、適度な運動と食生活」にある

ようです。

長寿者の全体像

沖縄県では一九九五（平成七）年、太平洋戦争・沖縄戦終結五〇周年を機に「高齢者生活実態調査」を実施しました。県内に居住する九〇歳以上の高齢者二〇〇人（男女比一対二）をサンプリングし、医学的・栄養学的・社会学的立場から広く生活実態の調査分析をおこない、今後の高齢者保健福祉対策に必要な基礎資料を意図したものです。その中のごく一部を表5①〜⑥で紹介し、沖縄の高齢者の姿を捉えてみました。

まず「①生きることの厳しさ」については、約八四％の方が現代社会の厳しさを感じていることがわかります。しかし、「②孤独感」では七〇％近くが「あまり感じない」か「まったく感じない」と答えており、沖縄の老人は孤独ではないといえます。それは「③家族との人間関係」で、ほとんど全員（九三％）がよい関係にあり、お

表5　高齢者生活実態調査

①生きることの厳しさ

項目＼性別	総数 人数	総数 構成比	男性 人数	男性 構成比	女性 人数	女性 構成比
総数	67	100.0	33	100.0	34	100.0
はい	56	83.6	28	84.8	28	82.4
いいえ	10	14.9	4	12.1	6	17.6
無回答	1	1.5	1	3.0	0	0.0

②孤独感

項目＼性別	総数 人数	総数 構成比	男性 人数	男性 構成比	女性 人数	女性 構成比
総数	67	100.0	33	100.0	34	100.0
いつも感じる	5	7.5	2	6.1	3	8.8
ときどき感じる	16	23.9	7	21.2	9	26.5
あまり感じない	26	38.8	18	54.5	8	23.5
まったく感じない	20	29.9	6	18.2	14	41.2

③家族との人間関係

項目＼性別	総数 人数	総数 構成比	男性 人数	男性 構成比	女性 人数	女性 構成比
総数	67	100.0	33	100.0	34	100.0
とてもうまくいっている	45	67.2	22	66.7	23	67.6
どちらかというととてもうまくいっている	17	27.3	9	27.3	8	23.5
どちらかというととてもうまくいっていない	4	6.1	2	6.1	2	5.9
まったく、うまくいっていない	1	0.0	0	0.0	1	2.9

④関心をもっていること（複数回答）

項目＼性別	総数（67人） 人数	総数（67人） 構成比	男性（33人） 人数	男性（33人） 構成比	女性（34人） 人数	女性（34人） 構成比
延総数	87	—	42	—	45	—
食生活	3	3.5	1	2.4	2	4.5
衣・住環境	1	1.2	1	2.4	0	0.0
健康	21	24.1	10	23.8	11	24.4
趣味・娯楽	24	27.6	10	23.8	14	31.1
お金・財産	3	3.4	3	7.1	0	0.0
社会問題	6	6.9	5	11.9	1	2.2
トートーメー	2	2.3	2	4.8	0	0.0
人間関係	21	24.1	8	19.0	13	28.9
なし	4	4.6	0	0.0	4	8.9
無回答	2	2.3	2	4.8	0	0.0

注：構成比は延総数に対する割合

⑤信念・生活信条（複数回答）

項目＼性別	総数（67人）		男性（33人）		女性（34人）	
	人数	構成比	人数	構成比	人数	構成比
延総数	85	—	40	—	45	—
人に迷惑をかけない	13	15.3	4	10.0	9	20.0
社会の役に立つ	8	9.4	6	15.0	2	4.4
神仏を大切にする	3	3.5	1	2.5	2	4.4
責任感を持つ	6	7.0	4	10.0	2	4.4
人間的な豊かさを持つ	2	2.4	1	2.5	1	2.3
家族を大切にする	12	14.1	3	7.5	9	20.0
人間関係を大切にする	17	20.0	8	20.0	9	20.0
物を大切にする	5	5.9	1	2.5	4	8.9
特にない	2	2.4	1	2.5	1	2.3
無回答	17	20.0	11	27.5	6	13.3

注：構成比は延総数に対する割合

⑥あなたの長生きの秘訣（複数回答）

項目＼性別	総数（67人）		男性（33人）		女性（34人）	
	人数	構成比	人数	構成比	人数	構成比
延総数	88	—	46	—	42	—
食事	18	20.5	11	23.9	7	16.6
自分のことは自分でする	10	11.4	4	8.7	6	14.3
病院に通う	4	4.5	2	4.3	2	4.8
会話を絶やさない	8	9.1	2	4.3	6	14.3
体を動かす	12	13.6	6	13.1	6	14.3
楽しく生きる	20	22.7	12	26.1	8	19.0
趣味を持つ	2	2.3	1	2.2	1	2.4
ない	2	2.3	1	2.2	1	2.4
無回答	12	13.6	7	15.2	5	11.9

注：構成比は延総数に対する割合

年寄りを大切にする県民性が如実に表われていることによるものだと思います。

「④関心を持っていること」でも、健康長寿にとって大切な心の問題とつながる「趣味・娯楽」「人間関係」や身体の「健康」の合計が約七六％を占めています。同様に「⑤信念・生活信条」でも、「人間関係を大切にする」がもっとも多く、「人に迷惑をかけない」「家族を大切にする」の順になっており、生きがいとの密接なつながりが感じられます。

最後に「⑥あなたの長生きの秘訣」という質問では「楽しく生きる」がもっとも高く、次いで「食事」「体を動かす」の順になっており、まさに健康の三原則である休養（心の豊かさ）・栄養・運動をしっかり意識して毎日の生活を楽しんでいることがわかります。

長寿と「いも」

一八七九（明治一二）年に農商務省がまとめた日本人民常食調査結果（豊川裕之著『公衆栄養』より）を表6（日本人民常食調査）に示しました。北は石狩、日高から南は琉球に至る七一八か所が挙げられていて、その中から一五の地域を抜粋しました。これによると琉球では当時の日常食の約九三％が「いも」となっています。

また、一九一九（大正八）年に沖縄の地方農村における住民の常食調査が報告されています。

表６　日本人民常食調査（明治12年）

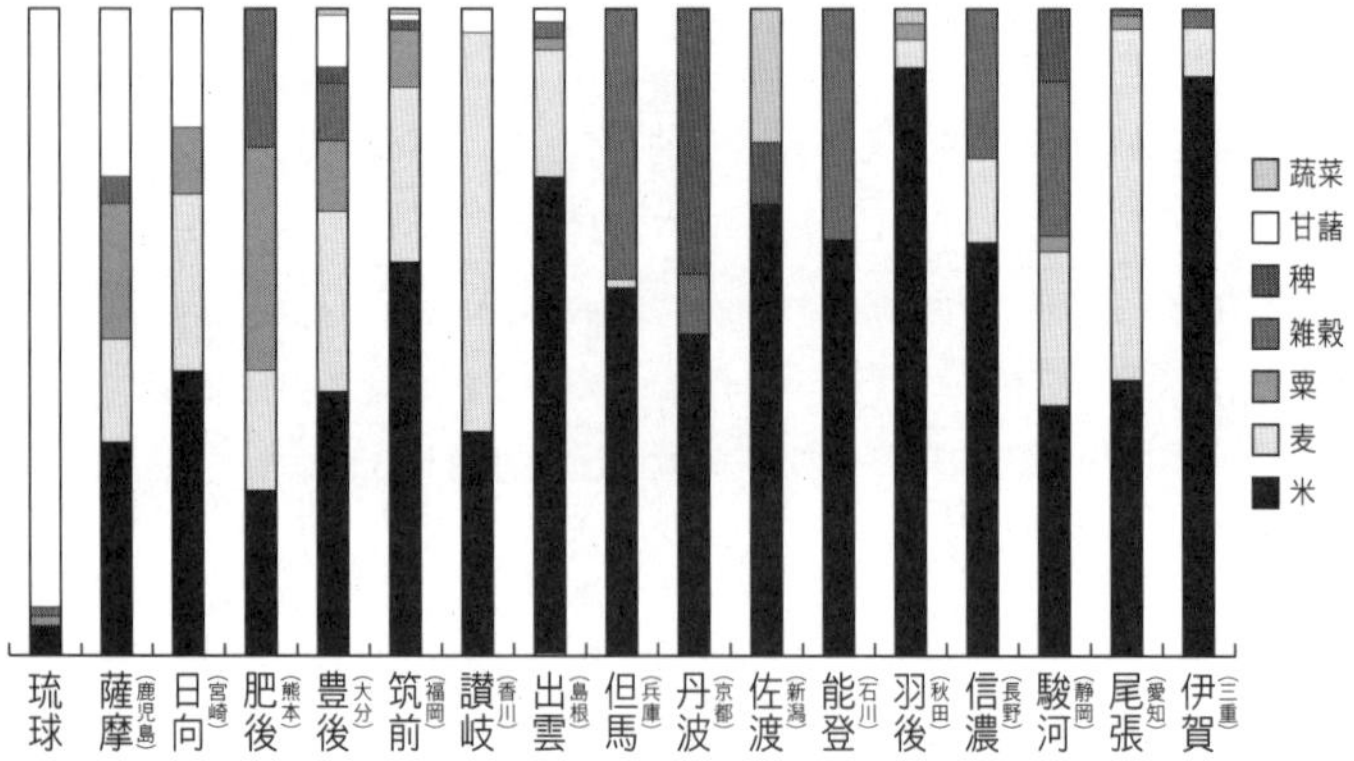

農商務省まとめ

表７　沖縄における住民の常食調査（大正８年）

階層	エネルギー (kcal)	たんぱく質 (g)	脂　肪 (g)	含水炭素 (g)	備　　考
上	2,395 ± 544	42.4 ± 8.3 (7.1)	4.4 ± 1.4 (1.7)	546 ± 121 (91.2)	白米３～６合（420～840ｇ） 甘藷１～２斤（600～1200ｇ）＊ ＊甘藷中の食物繊維含量（22.8～45.6ｇ）
中	2,868 ± 276	38.0 ± 7.0 (5.3)	5.1 ± 1.1 (1.6)	668 ± 63 (93.1)	白米・粟１～２合（140～280ｇ） 甘藷３～６斤（1800～3600ｇ）＊ ＊甘藷中の食物繊維含量（68.4～136.8ｇ）
下	3,650 ± 831	39.0 ± 6.3 (4.3)	5.8 ± 1.0 (7.1)	860 ± 174 (94.3)	甘藷4.5～８斤（2700～4800ｇ）＊ ＊甘藷中の食物繊維含量（102.6～182.4ｇ）

上：吏員、中：サラリーマン、下：農民
（　）はエネルギー比

金城清松氏の収録資料より

表8　さつまいもとめしの栄養価

食品名	廃棄率	エネルギー	水分	たんぱく質	脂質	炭水化物 糖質	炭水化物 繊維	灰分	無機質 カルシウム	無機質 リン	無機質 鉄	無機質 ナトリウム	無機質 カリウム	ビタミン A レチノール	ビタミン A カロチン	ビタミン A A効力	ビタミン B1	ビタミン B2	ビタミン ナイアシン	ビタミン C
	%	kcal	g						mg					μg		IU	mg			
さつまいも蒸し	2	125	68.0	1.1	0.2	29.2	0.7	0.8	26	10	0.5	10	320	0	7	0	0.08	0.04	0.5	17
精白米めし	0	148	65.0	2.6	0.5	31.7	0.1	0.1	2	30	0.1	2	27	0	0	0	0.03	0.01	0.3	0

可食部100g当たり

四訂・日本食品成分表

その結果を、沖縄の医療界に多大の業績を残された金城清松医師が収録した貴重な資料があります。被調査住民の職業などから、上、中、下の三階層に分け、本島南部（知念、高嶺）、中部（美里）、北部（久志、今帰仁、国頭）、宮古、久米島、伊江島の各地別に記録されています。これらの食品の量について栄養価計算をし、表7（沖縄における住民の常食調査）にまとめてみました。三階層の上は教員、官庁の人、中は現在でいうサラリーマンで半農の人、下は農民ですが、なんと農民の一人一日のいもの摂取量が三〜五キロとなっているのにはびっくりしました。というのも、当時としては「これしかなかった」ということなのでしょう。

表8（さつまいもとめしの栄養価）によれば、

蒸したさつまいもと精白米のめしの栄養価を比較してみると、エネルギー源であるたんぱく質、脂質、炭水化物が「いも」より「めし」がやや高く、一〇〇グラム当たりのエネルギーでは二三キロカロリー高くなっていますが、繊維、無機質、特にカルシウムとカリウムやビタミン類（B_1、B_2、C）では「いも」がはるかに高く、現在と比べて食品の種類が豊富でなかった当時では、主食のさつまいもは貴重品だったといえます。また、当時の農業の状態からすると、単位面積当たりの収穫量からエネルギー供給率はさつまいもがもっとも高く、次いで米となっており、完全に自給自足であったことから貯蔵という問題をぬきにして考えた場合、さつまいもは最高の主食でした。特に、主食からのビタミンC摂取量は農家の人たちで、一人一日当たり平均七〇〇ミリグラムで、味噌汁の大根葉やようさい、いもの葉など野菜類からの摂取量も合わせると「粗食ながらもビタミン、ミネラル、繊維の多い長寿食」を摂っていたことになります。その上、ほとんど毎月何らかの年中行事があり、その都度地方によって違いはあるものの、魚、豚肉、山羊肉などのたんぱく質の摂取がみられ、免疫性の高い体力を育んできました。

このように、沖縄の長寿者の食生活を疫学的そして実験的に分析してみますと、興味深い要因が判明してきます。そして、これら数多くの因子がうまくからみ合って、日本一の長寿県を生み出したものと思われます。

古い食習慣をもっと大事に

神奈川県衛生研究所と同県立栄養短期大学の研究グループによる横浜市内の小学生を持つ主婦二〇〇名への面接調査によると、食事のバランスのとれた家族は主婦年齢が高く、老人との同居家族であり、ご飯を主食とし、大豆・油脂摂取量が適量だったということです。さらに好き嫌いが多く、おやつ代の多い児童は、家族の食事バランスが悪かったという結果もわかりました。

食生活の面では、世界でもっとも裕福なアメリカでも健康生活という点から、ここ数年、栄養の問題が国の重要政策として挙げられ、食生活の改善がおこなわれています。生活が豊かになり、食品の数も膨大となって、さらに食品や健康についての情報が豊富になった今日こそ、祖先のすばらしい知恵をもっと大事に温めなければならないのではないでしょうか。沖縄の長寿者たちが、これまで営々と続けてきた食生活のよい点を十分学び、それを都市化の進みつつある現代にどう生かしていくかが、私たちに与えられた大きな課題だと思います。

現代沖縄の長寿食文化

①昔と違い現代の豚肉料理では、ゆでやあく抜きの操作で、飽和脂肪酸を含む豚脂をていねい

に取り除く。また、コラーゲン含量の高い足（脚）や内臓を巧みに調理。
②貴重な脂肪酸（ＥＰＡ、ＤＰＡ、ＤＨＡ）やミネラル、ダイエタリーファイバーを含む海藻類を多種・多量に摂取。
③ビタミンＡ、Ｃやクロロフィル、ダイエタリーファイバーを多く含有する野草・薬草などの葉野菜類を日常摂取。
④イソフラボンを含み、抗生活習慣病食品として世界的に注目を浴びている沖縄豆腐の摂取量が高い。
⑤体にいい黒砂糖をお茶請けに、香片茶（半発酵茶）をよく飲む。
⑥食塩摂取量が比較的低い。
⑦その他、クルクミン（うこんに含まれる）、アントシアニン（紅いもに含まれる）など貴重な食材が豊富。

第三節　長寿社会と沖縄の役割

沖縄の長寿の要因を全国的見地からと沖縄独特のものに分けてみました。

長寿のおもな全国的要因

①医療、公衆衛生などの向上。とくに結核をはじめとする伝染病の撲滅による死亡率の低下。
②乳幼児死亡率の低下。平均寿命の延びと乳幼児死亡率とは逆相関します。
③出生率の低下。先進国では深刻な問題としてよく語られる「少子化」は日本でも急速に進み、二〇〇六（平成一八）年の厚生労働省の発表では一・三二（沖縄は一・七四）にまで低下したということです。
④栄養状態の改善・向上。終戦直後の栄養状態の貧しさがうそのように「飽食の時代」を迎えました。むしろ、これからは過剰栄養やバランスを考えなければなりません。
⑤国民経済の安定。何といっても、物心ともに豊かになったことは急速な高齢化の背景として、

大きな要因の一つといえましょう。

沖縄独特の要因

①温暖な気候。年間の平均気温が約二二度で陸は亜熱帯、海は熱帯性という特徴を有しています。したがって、高齢者が年中屋外で活動ができることから、ＡＤＬ（Activities of Daily Living）、日常生活活動能力を高めることが可能です。

②県民自身の健康に対する意識と命の尊さへの信仰。沖縄では「ヌチドゥ宝」、命はもっとも大切であるという信心があるのです。これは地理的にも台風の常襲地域であり、干ばつによる飢饉など苛酷な自然環境の中で命の尊さを身につけ、自ら健康に対する意識を高めたものと思います。

③先人たちの英知の結晶である伝統的食生活。食については、「第三章　沖縄の食」を参照。

④「医食同源」という食に対する意識。中国の「補中益気」という言葉に匹敵するもので、「食べ物が体をつくる」という考え方です。

⑤ユイマール（相互扶助）の習慣と年寄りを大切にする県民性。民族社会学的にも沖縄の敬老精神は高く評価されています。「イチャリバ・チョーデー（出会えばみな兄弟［姉妹］）」と

いうのも同様です。

従来、気候的なものや食生活の影響が大きかったでしょうが、冷暖房も完備し、飽食の時代といわれる今日では、長寿にとって心の問題、いわゆる精神的な豊かさは非常に大切です。フィールドスタディーで、長寿村として有名な大宜味村に出かけたところ、本当に、村全体が安定した老人ホームのような感じを受けました。それぞれ自宅に住んでいるのですが、そこが個室的存在で、村落全体でお互いに助け合い、愛情深く見守っているのが感じとれました。このような心の拠りどころのある安定した生活は、お年寄りにとって非常に重要だと思いました。

今後の課題

老化は「生理的老化」と「病的老化」の二つにわけることができます。これからさらに超高齢社会を迎えると、当然のことながら病的な老化が増えてきます。一方では、医学や科学技術の進歩により病的老化への対応がなされ、何らかの形で命だけは延長することができるという事態が生じてきます。結果的には寝たきりや障害者が増えて、その対策が非常に深刻な問題となってきます。私たちは寝たきりや障害者を増やさない努力を必死になって進めなければならないのですが、それに反して日本ではすでに少子化、核家族化が急速に進み、逆に介護の問題を含め老後の不安は高まるばかりです。

沖縄県では一八歳から六〇歳までの男女を対象に高齢社会に向けての意識調査をしています。その結果、年をとることで一番心配なのが「病気にならないか、寝たきりにならないか」ということなのです。さらに興味深いのは、寝たきりになったとき誰に介護をしてもらいたいか、という質問に対し、男性はほとんどが配偶者、連れ合いと答え、女性は娘または子どもと答えています。

沖縄でも現在、家族の介護のために職を犠牲にしたり、介護者自身の健康が害されるといった実態や、八〇歳の高齢者がさらに高齢の親の介護をしているという姿もよく見受けられます。今後、このような高齢者が高齢者を介護するという問題は増えてくると思いますが、その方面の研究もまだまだ充分とはいえません。

寝たきりになる要因について「脳血管疾患」と「骨折」の二つが指摘されています。脳溢血が一番大きな要因で、ほとんどの場合、発作のあとは寝たきりになっていることや、足の骨折で寝たきりを余儀なくされているようです。特に女性の場合、閉経後の女性ホルモンの影響で骨粗鬆症になりやすく、骨折しやすくなりますので注意を要するわけです、しかし、最近のデータによりますと男性の骨折もかなりあり、男女を問わず気をつけなければなりません。

さて、沖縄の寝たきり高齢者は全国平均に比べると少なく、一方、独り暮らしは、四〇の有人島からなる沖縄だけに全国平均より高くなっています。

このようなことから、今後の課題として高齢者自らが健康づくりを積極的にするという「高齢者の自立」が挙げられます。ＮＨＫの解説員で、福祉の分野に長けておられる村田幸子さんは「長寿村へ行くと、九〇歳に近いお年寄りは九〇まで元気でいたら三日でよい。百歳に近い方は百まで元気で三日でよい、とおっしゃるのです。それで、近ごろではＰＰＫという新語もできました。これはピンピンコロリという直角死のことなのですが、このような死を迎えられたら最高に幸せだと思います」と述べておられます。沖縄の高齢者は、その元気タイプが多いのも事実で、今後ともそのよさを大切にするべきだと思います。

次に「介護の問題」ですが、今後二〇年以内に四人に一人が高齢者となるのですから、当然のことながら介護される人口は増えるわけです。介護の問題というのは、介護される人だけの問題ではなく、介護を必要としない直角死を迎えることのできる幸せな人も介護される人たちの苦しみを分かち合うという、国民総リスク的なものとして捉える必要があると思います。これからの長寿社会では、そういう苦しみを共に分かち合うような心の豊かさがなければスムーズにいかないと思います。

第四節　長寿県沖縄の再生

世界長寿地域宣言

一九九五（平成七）年八月に、太平洋戦争・沖縄戦終結五〇周年記念事業として、沖縄コンベンションセンターを中心に沖縄県の長寿の検証と世界長寿地域宣言の催しが二日間にわたっておこなわれました。その最終日に「世界長寿地域宣言」が高らかに読み上げられ、世界保健機関（ＷＨＯ）事務総長の中嶋宏氏が英語で宣言をされました。

その趣旨は次のとおりです。

その国の国民が健康で長寿であるということは、平和であることはもちろんのこと、経済的な豊かさ、公衆衛生及び保健医療の普及向上、生活環境や文化、それに気候風土等の諸条件が備わっていることが要因であるといわれている。わが国は、戦後五〇年を迎え、めざましい経済復興を遂げるとともに、世界一の長寿国として世界の注目を集めているが、その中でも本県は日本一の長寿県となっている。

本県は、去る大戦で日本国内で唯一地上戦により鉄の暴風に曝され、山河の様相も一変し、生活環境も荒廃した。そのような中、公衆衛生や保健医療の普及向上により、結核等伝染病の減少、乳幼児死亡率の低下、マラリア・フィラリア等風土病の撲滅などがおこなわれ、本県の平均寿命は驚異的に伸び、世界に秀でた長寿地域となった。この背景を踏まえ、戦後五〇周年の節目に県内外に対し、わが沖縄県が世界の長寿地域であることをアピールするとともに平和の尊さを訴える。

また、長寿を達成した要因として次の五つを指摘しました。

①県民の努力と保健医療関係者の熱意
②恵まれた温暖な気候
③先人たちの英知の結晶である伝統的な食生活や文化
④自然と共生し、異国文化を尊重し、社会的弱者とも共に助け合う「共生」の生き方、いわゆる「ユイマール」といわれる相互扶助の習慣
⑤誰とでも分け隔てなく付き合う「イチャリバチョーデー」（出会えばみな兄弟）の県民性と「命どぅ宝」の心

カナダの最高齢者は沖縄出身

「世界長寿地域宣言」の特別講演で、トロント大学（カナダ）のジェンキンス医学部教授は次のようなことを述べられました。

「カナダとアメリカは日本と比べて、ＧＮＰの比率で健康管理や健康問題にかなり多くの予算を投じている。日本は予算の額がはるかに低いにもかかわらず、死亡率はカナダがはるかに高く、日本は低いのはなぜだろう、という疑問を抱いた。そこで、カナダの長寿者をテーマに十年間研究を続けた。カナダの最高齢者は、一〇七歳の（なんと！）沖縄出身の親川さんであった。その親川さんの日常を追い、長寿の鍵を探った。それを要約すると、

①親川さんは楽観的で前向きである。くよくよしないで前向きである、と口でいうのは簡単だが、毎日の生活でそれを実行することはそう簡単なことではない。

②家族生活を大切にしている。家族が心から支え合っているし、家族に大事にされている。

③食生活の面では、カナダで自家製の豆腐をよく食べている。

③の自家製の豆腐は、沖縄豆腐（一一九ページ参照）だと思います。高齢者の話を聞くと、昔は、自分で豆腐を作り、固まる前の豆腐湯（トーフユー）をよく飲んでいたといいます。親川さんも自家製の豆腐をよく食べ、豆腐を作る際に上部にできる白い膜のようなものをよく食

べたそうです。

ジェンキンス教授の研究室では、その成分を解明し、どのような効果があるかについてさまざまな実験を繰り返しました。その結果、大豆食品の摂取で、ＨＤＬ－コレステロールが三〇％も改善されたとのことです。同様に豆腐を作る際に上部にできる皮膜を同定した結果、サポニンであることが判明しました。サポニンはガン細胞を抑える役目をしています。

その他、親川さんが繊維質、海草類をよく食べているということを指摘されました。

沖縄とアイスランドの共通点

ブラジルの南リオグランデ・カトリック大学老年医学研究所の森口幸雄教授は、南米在住の日本人と日本の長寿者の比較研究を長年続けています。特別講演では、世界で平均寿命のもっとも長い地域は、日本の中で沖縄（一九九五年当時）とアイスランドであるとして、気候の点で両地域はまったく異なりますが、以下の共通点を指摘しました。

①たんぱく質をよく摂取している。北欧では魚をよく食べるが、沖縄では魚と豚肉を食べる。
②植物性の油の摂取が高い。
③海草をよく摂取している。

④海の産物をよく食べるわりには、食塩摂取量が低い。これまでの調査結果では、沖縄が全国一食塩摂取量が低い。
⑤家族の仲がいい。
⑥老人がよく働く。

④に関しては、沖縄は暑い地域なので、汗をよく流すことから塩辛いものをよく摂ると考えられがちですが、沖縄の伝統的な料理に塩辛い漬物はありません。唯一漬物といえば、黒砂糖に漬けた「地漬け」です。また、味噌汁も豆腐や野菜などをたっぷり入れた実だくさんのものです。

これらは、長寿を支える要因として極めて重要であるとのことです。

長寿地域宣言シンポジウムより

世界長寿地域宣言の実施にあたり、長寿宣言シンポジウムが開催されました。同シンポジウムで座長を務められた田内久先生（愛知医科大学学長、名古屋大学名誉教授）は、エッセーの中で「長生きの一例として、ウイスキーのオールドパーの壜に出ているトーマス・パーは消化器の病気で一五二歳で急死した由であるが、真偽のほどはわからない。ギネスブックにも載ったわが国の泉重千代さんも一二〇歳で亡くなった。平均寿命の短かった古い時代でも百歳〜一二〇歳まで生きていた人はあったような記載もある。長寿の秘訣として百歳老人の生活体験談などがしばしば語られているが、必ずしも同じではない。それぞれの個人に特有な生活史があげられており、あくまで個人の遺伝体質と生活環境との調和によるもののようである。（略）ヒトの生理的老化の理想的な終局は、何の病変もなく全身のあらゆる細胞が均衡を保って数を減少し、精神、肉体ともども調和のとれた機能の低下による真の老衰死であるべきではないかと私はかねがね考えている。このような死こそ、生の希望も死の恐怖もない大往生ではあるまいか」と述べておられます。

そのシンポジウムで実感したことは、「これからは長寿者が好んで食べたものを、ただ人まねや物まねで実行するというのではなく、その置かれた環境、心のもち方、遺伝的なバックラウンドなど多岐にわたる分野から総合的に長寿の研究をおこない、個々人が自分らしく長生きできる社会をつくることが大切である」ということでした。

二六ショック

世界長寿宣言から五年で、沖縄の長寿は危うくなってしまいました。平均寿命全国一を誇っていた沖縄の男性が、五位、四位と下がりはじめ、二〇〇〇（平成一二）年の国勢調査結果では二六位に急落しました。その後、県医師会はじめ健康関連団体では「沖縄の長寿危うし」と、大きな危機感を抱き、さまざまな取り組みがなされてきました。

私の大好きな言葉が「初心不忘」です。沖縄の先人たちが、長い年月をかけて育んできた貴重な「長寿食文化」を飽食の今こそ忘れてはならないと思います。初心とはまさに先人たちの食への思いを意味しているのです。戦後生まれの人たちは、戦中・戦後の貧しさや苦しさを知らず、「食」への有り難さや感謝の気持ちが欠如しているように思います。

最近の厚生労働省の調査結果でも、全国的に三十〜四十代男性の肥満や高脂血症が増加していることがわかっています。同省生活習慣病対策室では「三十代、四十代男性の健康状態は際だって悪い。肥満や高脂血症は、日本人の死因の上位である脳梗塞や心臓病につながる危険因子で、食生活など生活習慣の改善による予防が重要」と述べています。

沖縄でも、以前から男性の肥満について私たちは警鐘を鳴らしてきました。最近では、女性の肥満が取りざたされ、高齢者が現在の沖縄の長寿を維持しているのであって、戦後世代になると果たしてどのようになるか、危機感さえ抱いていることを機会あるごとに話してきました。

さらに、世界一の長寿国を誇ってきた日本の長寿も、若い世代の現在のような生活習慣や食生活を見ていると、同様な危惧の念を抱かざるを得ません。

ただ単に生命を長らえるというのではなくて、沖縄の先人たちが築いた、健康で生きがいのある、クオリティ・オブ・ライフ（ＱＯＬ、生活の質）を可能な限り豊かに長生きをすることを実現したいものです。

百歳で、現役の医師である日野原重明先生は、「医学は多くの病気に対して治癒は望めなくとも悪化を遅らせ、延命処置で死期を先に追いやることを可能にした。今までの医学は、人間全体の命よりも、体の病気を中心に扱い、病んでいても生きている間の命の質、または生活の質をできるだけ豊かにすることを考えないでいた。これからの医学は患者の痛みやその他の症状を和らげるとともに、医学が医学以外のアートや愛などの手だてをもって、病む人に接近しなければならない。医学は最早、単なる自然科学ではなく、その人の生き方の意味や人生観をも受け入れる科学とならなければならない」と述べておられます。

沖縄の食文化を学び、実行していただきたいと思います。

第三章　沖縄の食

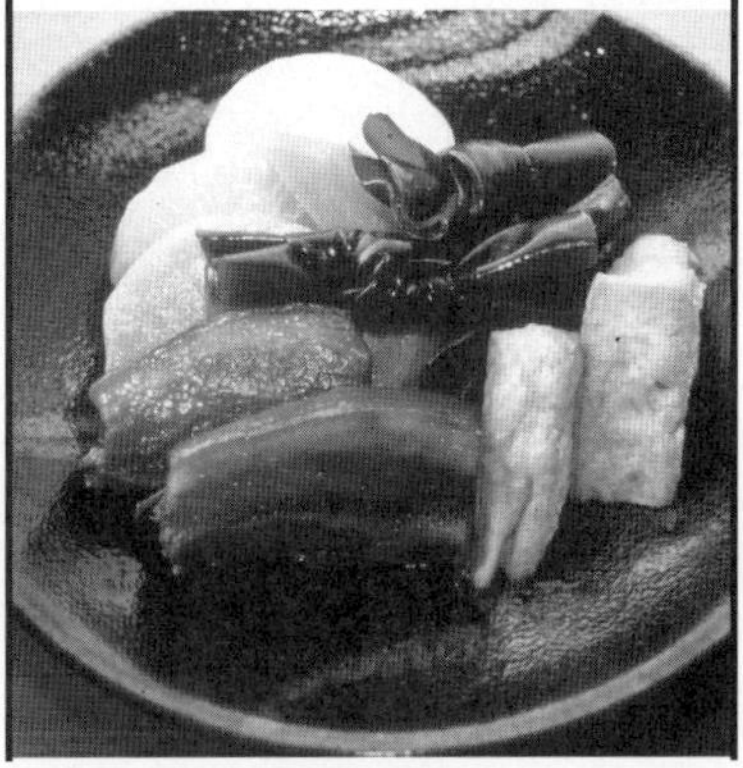

表1　沖縄独特の食素材と栄養的特徴

食　素　材	栄　養　的　特　徴
豚　　肉 足、内臓、血、皮　等	コラーゲン（グリシン、プロリン、ヒドロキシプロリン） 脂肪酸（オレイン酸） Ca 、Fe ビタミン　A、B_1、B_2
海　　藻 こんぶ、もずく、アーサ おごのり、いばらのり きりんさい　等	含硫アミノ酸、ラミニン 脂肪酸（EPA、DPA、DHA）、フコステロール Ca 、K、Fe 、I、Se　等（P/Ca 比） カロチン、ビタミン　B_1、B_2 アルギン酸、アガロース、アガロペクチン、ラミナラン カラギーナン、フコイダン
野草・薬草 にがな、よもぎ、ひゆ ういきょう、すいぜんじな 秋ののげし　等	ビタミン　A、B_1、B_2、C Ca 、K、Fe　等 セルロース、ヘミセルロース クロロフィル
沖縄豆腐	グリシニン、アルブミン、アルギニン／リジン レシチン、シトステロール、リノール酸

第一節　豚肉を食べよう

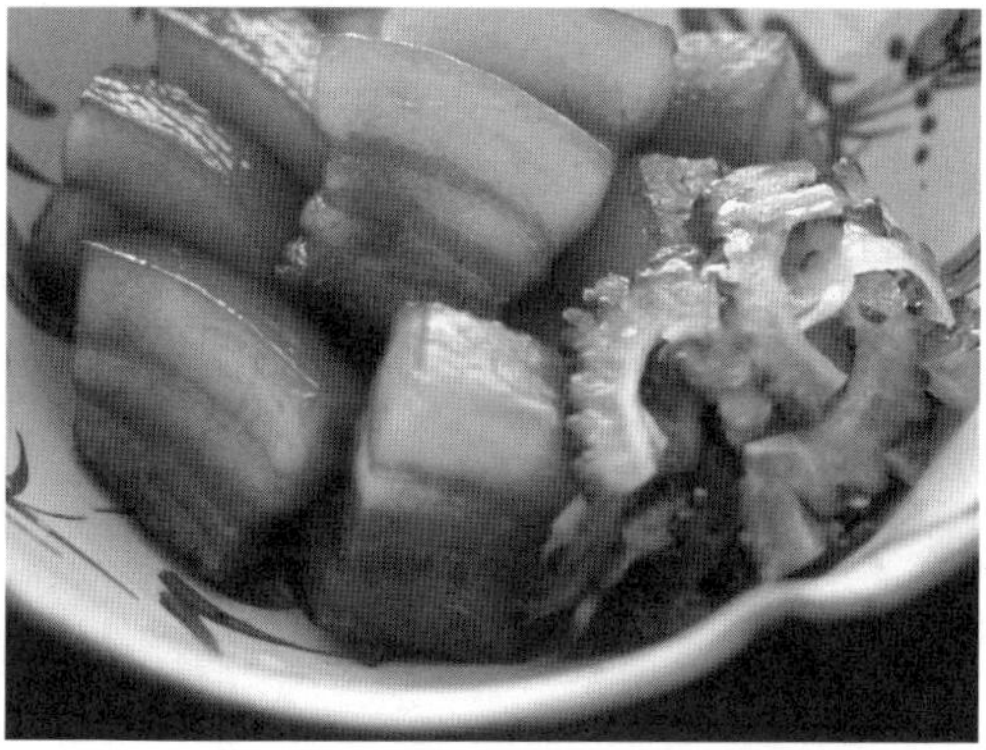

ラフテー

沖縄の肉食文化

沖縄では、「豚一頭余すところなく食べる」とか「豚は鳴き声以外すべて食することができる」といわれ、心臓、腎臓、肺臓、胃、腸などの内臓だけでなく、脚・足、面皮、耳、血まで巧みに料理しました。また、豚肉を食べることにより、悪霊から身を守ることができるという古くからの言い伝えもあります。

とはいっても、沖縄に豚が輸入されたのはそれほど古いことではありません。一三九二年、中国からの渡来人とともに初めて沖縄に豚がやってきました。しかし、当時の農民は日常の食糧にもこと欠く状況で、豚の飼育に好適な地理的条件であったにも関わらず、普及しませんでした。その後、一六〇五（尚寧一七）年に中国福建省からさつまいもが導入されると豚の飼料としても生産され、養豚が普及しました。以来、琉球料理を代表する豚肉料理が発展したと思われます。

沖縄における肉食文化は、慢性的な飢饉対策の一つでもあったようです。毎年のように干ばつや台風に見舞われると、稲作をはじめ農作物への被害は甚大で、さつまいもが導入されるまでは飢饉の際は野生植物を採集して生き延びるという暮らしでした。慢性的な穀物の欠乏を補うために、動物性食材への依存が高まったとされています。また、仏教の影響を受け、四つ足を食べることを禁じた大和の食文化と異なり、食に対する宗教的禁制がほとんどなく、中国、朝鮮、東南アジアなどとの交流を通して肉食に偏見や差別感がなかったことも、普及に一役買ったようです。沖縄には精進料理は存在せず、盆料理にも豚肉が使用されます。

一八九三（明治二六）年に沖縄を訪れた青森県出身の笹森儀助は「――豚肉一種ヲ以テ数十種ノ珍膳ヲ供スルニ足ルトイフ――豚肉料理ノ精密ナル肉食ヲ主トスル西洋人モ恐ラクハ一歩ヲ譲ラン」（『南島探験』一八九四）と絶賛しています。

明治から大正期にかけての県民の食事内容を見ますと実に質素なもので、あいかわらず一日の食事の約九〇％がさつまいもでした。日常食が質素なだけに、盆や正月のハレの日に食べる豚肉は大変なごちそうで、栄養補給の観点からも貴重でした。当然のことながら、当時は豚一頭余すところなく食したのです。

沖縄本島南部の糸満市での聞き取り調査で初めて豚の血の保存方法が分かりましたが、その基本は西欧の肉食文化にみる「練り製品」とそっくりです。

豚の血は新鮮なうちに塩とかたくり粉を混ぜて、布巾を敷いたざるに入れ約三〇分蒸します。寒天状に固まったものを、よく冷ましてから豚脂を保存してあるかめに突っ込んで、空気と遮断します。非常に簡単な保存法ですが、素材に食塩で味を付け、つなぎに澱粉を加えて加熱し、外気と遮断してしまうという、基本をしっかり踏まえたものです。西欧ではさまざまなスパイスを使用したり、腸詰めにするという工夫もなされています。その他、脂身の三枚肉などは塩漬けにして脂壺に保存するなど、高温多湿の沖縄でも比較的長期間にわたり食されるように工夫した、先人たちの知恵には驚かされます。

現代版、豚肉の調理法

さつまいもが主食という貧しかった時代に、豚肉を巧みに調理した沖縄の肉食文化は称賛に値するものだと思いますし、長寿を支えた一大食材とも言えましょう。戦前の沖縄における住民の栄養状態を示す記録によりますと、当時の脂肪摂取量は極めて低く、全摂取エネルギーの五％くらいです。現在が三〇％近くですので、その昔ラード（豚脂）は大変に貴重品だったことがわかります。揚げ物や炒め物、味噌汁にも使用していました。しかし、かつての粗食の時代ならともかく、今の飽食の時代に、豚肉はいい、と単純に言い切ることは非常に危険なことだと思います。

脂質代謝の実験をするときには、高脂血症の白ネズミをつくることから始めますが、その際、スタンダードの餌の中の二つの食材を入れ替えます。エネルギー源のコーンスターチの替わりに白砂糖を、オイルの替わりにラードを混ぜるのです。そうすると、間違いなくまるまる太ったかわいい高脂血症の実験用白ネズミができます。このように、ラードが中性脂肪やコレステロールを高めることは広く研究者の間では知られていることです。

生活習慣病の予防が叫ばれる今日、とくにラードの摂取が高脂血症の原因となることが広く知られて以来、豚肉と長寿はまったく結びつかない感じがします。現在、沖縄の豚肉料理について国内外で注目を浴びているのは、その料理方法と足（脚）、心臓、肺臓、腎臓、肝臓、もつ、耳と面皮など、あらゆる部位を巧みに利用している点です。

まず、現代において豚肉料理を長寿食としてとらえるとすれば、可能な限り、飽和脂肪酸を

表２　１食当たりのエネルギーと脂質量
おもな豚肉料理の調理前と後

料理名	エネルギー (kcal)		脂　　質 (g)		
	前	後	前	後	(%)
ソーキ汁	213	132	13.6	4.0	(29)
ナカミの吸物	200	99	17.2	3.8	(22)
足ティビチ	349	216	23.0	10.8	(47)
イナムドゥチ	248	132	12.5	5.2	(42)
ラフテー	790	625	60.3	52.3	(87)
ミミガーさしみ	162	120	9.5	5.4	(57)

(財) 日本食品分析センター

含むラードを取り除くことが重要です。これまでのさまざまな調理実験で、沖縄独特の調理法である「肉を塊のまま、たっぷりの水の中で炊き、その間に生ずるあぶく状の上層部をていねいに取り除いて後に調味する」ことによって、体に悪い影響を及ぼす飽和脂肪酸や脂分が三〇％前後も減少することがわかっています。

最近、沖縄県栄養士会がまとめた『琉球料理の成分表』より、その一部を紹介します。（表２「１食当たりのエネルギーと脂質量」）

足ティビチやソーキ汁のような骨付きの部位を調理するときは、はじめにたっぷりの沸騰したお湯で茹でこぼして、外側のラードを取り除きます。次にひたひたの水の中で長時間くつくつ炊き込み、その間に上部に浮いてくる脂をていねいに取り除くのです。望ましくは、一晩おいて冷めたところで上に固まった白いラードを取ってしまうことです。下に残る部分は、ほとんどゼラチン状になっていますが、これは体にいいコラーゲンやエラスチンです。エラスチンは硬たんぱく質の一種で、血管壁のような弾性にとんだ組織のたんぱく質に多く含まれています。

その他、肉汁にもかつおだしと泡盛を加えてふっくらと仕上げます。また、脂身の多い豚肉を調理するときは、最初塊のままの肉を水煮にして脂を除去して後、料理に合わせて細切りにしたり、角切りにしたりします。

現在の長寿者も「若いころは豚の脂をおいしく食べたが、今ではゆっくり煮込みながら、上層部にある脂を丁寧に取り除いて食べないようにしている」と話します。

徹底的に脂を取り除いた沖縄の豚肉料理を「オキナワンパラドックス」として以下のようにまとめてみました。

オキナワンパラドックスとは、一般的に豚肉料理は高脂肪でしかも飽和脂肪酸の高摂取につながるため、生活習慣病の誘因になると考えられます。しかし、日本一豚肉消費量の高い沖縄では、先人たちの知恵の結晶である豚肉文化を受け継ぎつつ、さらに食材の組み合わせやバランス、時代に即応した調理法により現代に生かし切っています。

表３　試料の血清脂質に及ぼす影響

試料	コレステロール					中性脂肪 (mg/dl)
	総 (mg/dl)	遊離 (mg/dl)	エステル (%)	HDL (mg/dl)	HDL (%)	
コントロール	122±24.5*	18±3.2	85±2.9	40± 9.0	32	68±14.3
耳皮	145±27.6	14±6.3	90±1.4	38±12.0	26	65±16.1
豚足	100±25.8	14±7.3	86±4.7	41±14.0	41	55± 5.3
ナカミ	108±12.6	11±3.7	90±2.4	40± 5.0	37	54±10.0

＊平均±ＳＤ

表４　試料の肝臓脂質に及ぼす影響

試料	コレステロール			中性脂肪 (mg/dl 肝重量)
	総 (mg/dl 肝重量)	遊離	エステル (%)	
コントロール	37±2.3*	12±2.6	68±6.9	45±12.6
耳皮	52±8.4	15±1.4	71±5.6	50±12.8
豚足	54±9.7	12±1.5	77±4.0	23± 6.2
ナカミ	43±5.3	12±1.1	73±2.7	41± 5.3

＊平均±ＳＤ

脂質代謝に及ぼす影響

調理された豚足、耳皮、ナカミ（胃腸）を凍結乾燥粉末試料にして、それぞれ高脂血症の白ネズミに与えて、脂質代謝に及ぼす影響を検討したことがあります。（表３「試料の血清脂質に及ぼす影響」と表４「試料の肝臓脂質に及ぼす影響」）

いずれの料理も調理担当の研究員によって調味料抜きで加熱処理されたものを、ミキサーで均一にして後、凍結乾燥粉末にして餌に混ぜて与えました。豚足の試料だけは、二日間凍結乾燥機で乾燥を続けましたが、水分を一〇％以下に下げることはできませんでした。これは、豚足に含まれるコラーゲンの保湿性が高いことによるものです。一方、耳皮とナカミの水分含量はそれぞれ三・五％と五・四％でした。

実験では、豚足、耳皮、ナカミの中で豚足がもっとも有効なことがわかりました。

豚足を与えた実験群では血清と肝臓で中性脂肪が統計的に有意に低くなりました。また、血清では総コレステロールが有意に低下し、ＨＤＬコレステロールの上昇も見られました。このことから、沖縄の豚肉料理は単にたんぱく質の供給源としてだけでなく、長寿食としても当時の食生活に大きく貢献したものと思われます。豚肉が長寿食の一翼を担っているのは、脂を含む肉部分ではなく、臓物、足や耳などの部位を活用した、特徴的な料理法にあることを正しく理解し、調理の段階で脂をきちんと取り除くことが大切です。

お年寄りは「足ティビチを食べて後の汁椀には脂はなくてつるつるしている」とよくいいますが、確かに豚足のとろりとした部分は脂ではなくゼラチンなのです。特に厚ぼったい皮の部分は、良質のコラーゲンで非常に体にいいものです。私自身、こってりした豚足はあまり好きなほうではなかったのですが、この実験の後は、積極的に食べるようになりました。中性脂肪とコレステロールを同時に下げる食品というのは、極めて少ないのです。しかも、豚肉の中でこのような効果がみられるのは非常に重要なことで、先人たちの知恵に敬服します。

代表的な豚肉料理
【足ティビチ】

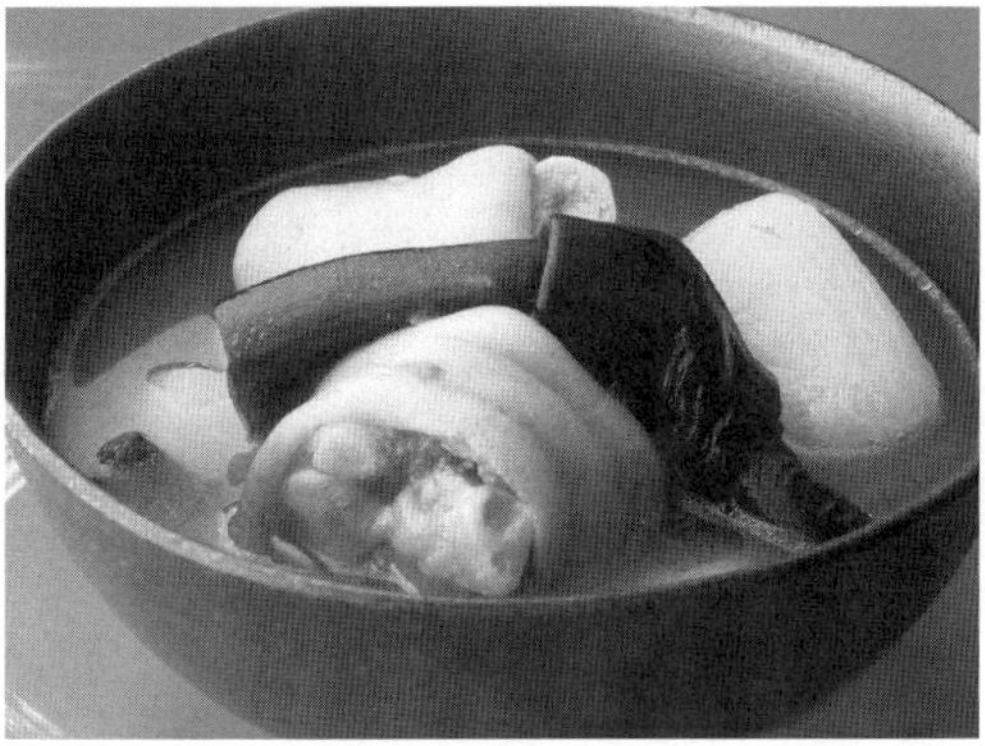

足ティビチ

つめを除いた豚の足をぶつ切りにし、皮ごと鰹だしで長時間、身が骨からはずれるくらいになるまでよく煮込み、結び昆布と大根または冬瓜を加えて仕上げた汁物。豚足は不溶性の体たんぱくであるコラーゲン（骨、皮膚、血管壁に多く、体たんぱくの三分の一を占めています。水と熱すると可溶性のゼラチンに変わります）をたくさん含み、とろんとした皮の内側は軟らかいゼラチンで、「足や腰の弱い人に効く」といいます。コラーゲンを現代風に表現すると「動物性食物繊維」で、コレステロールを正常にし大腸ガン発生の抑制作用も持つ成分であり、長寿を支えた食品の一つに数えてもいいと思います。

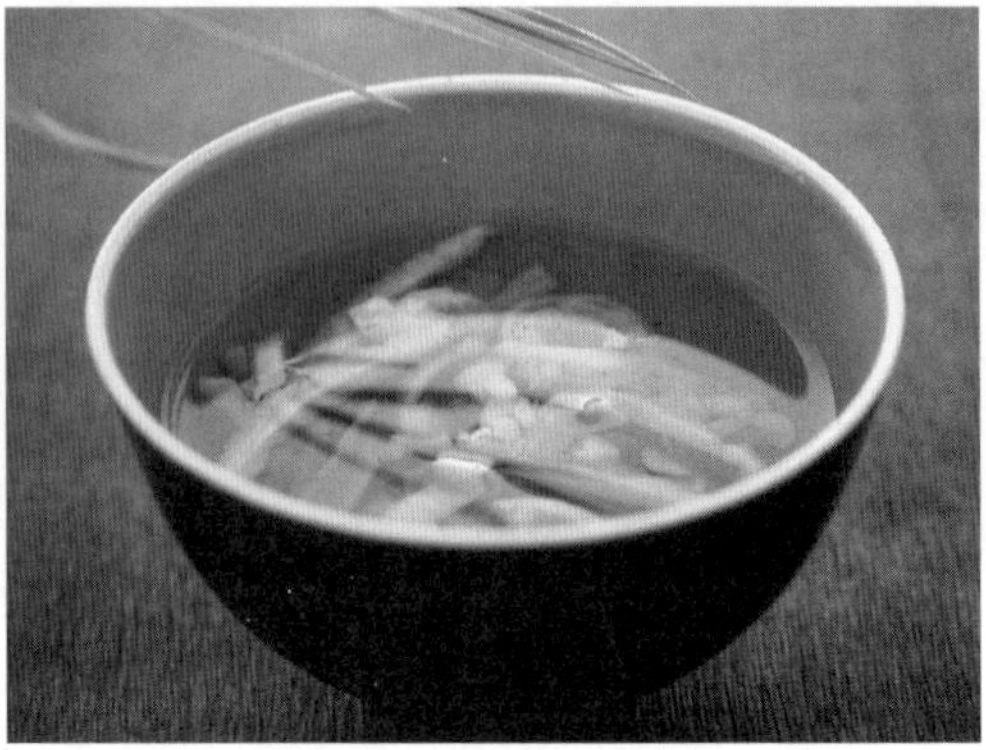
ナカミの吸い物

【ラフテー】

豚三枚肉を丸ごとたっぷりの水で上層部の脂を除きながら一時間近く茹でたのち、大きめの角切りにし、だし汁、醤油、黒砂糖、泡盛を加えて長時間煮込んだ煮物。昔は保存食としても重宝がられ、動物性たんぱく質の供給源としてはもちろん、脂肪の摂取面でも貴重な料理でしたが、現在では水煮の際に、豚脂（ラード）を全部取り除くのが常識になっています。

【ナカミの吸い物】

豚の内臓を使った代表的な料理。下処理に時間をかけて丁寧に仕上げるため、内臓特有の臭みや脂っこさを感じさせないあっさりした汁物。

ナカミとは、豚の体内にあるものを指していると思われ、胃、小腸、大腸のことをひっくるめて表現したものです。きれいに洗った臓物を、豚肉の煮汁とかつお節のだし汁でやわらかくなるまで煮込み、塩で味を仕上げた吸い物です。

琉球料理研究家の新島正子先生は、著書『私の琉球料理』（柴田書店刊）の中で、「一般にゲテものと思われがちですが、沖縄ではそうでなく、実に巧みに料理され、最高料理として扱われています。祝事のときも欠かせないもので、手をかけ下ごしらえし、とろけるように煮込み、ヒハツの香りをきかせた中身の吸物は、沖縄の生んだ傑作といえましょう」と述べています。

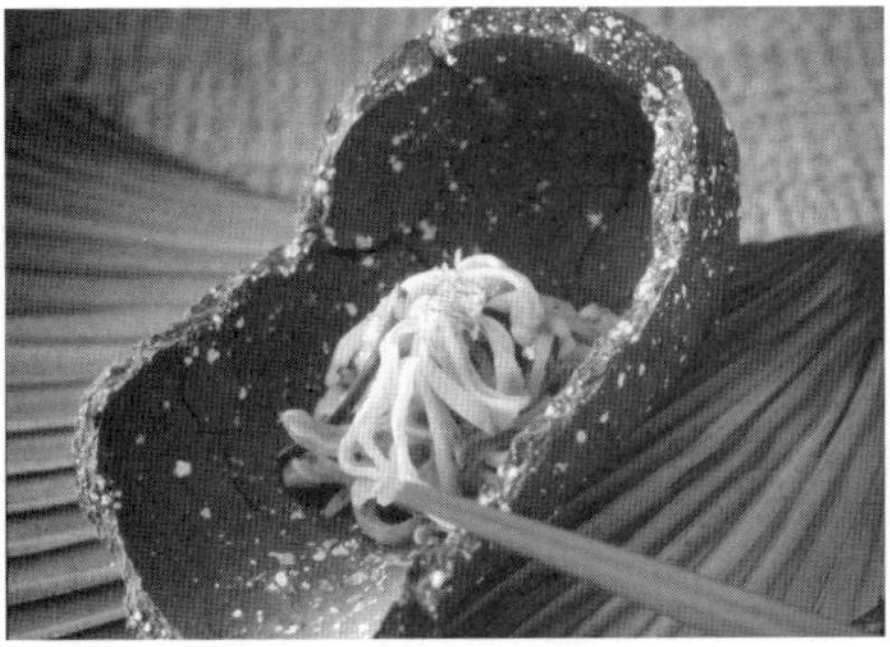
ミミガーさしみ

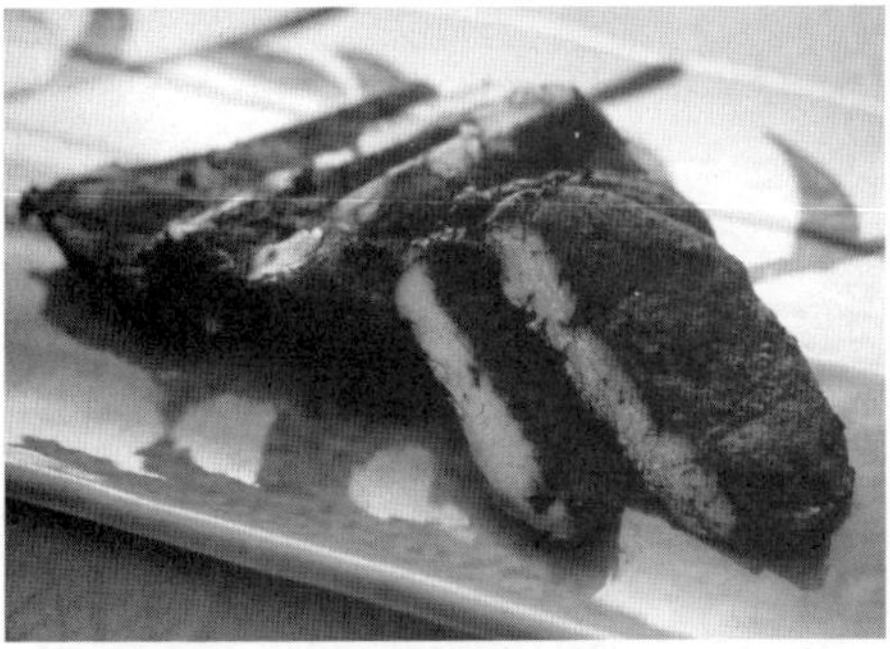
ミヌダル

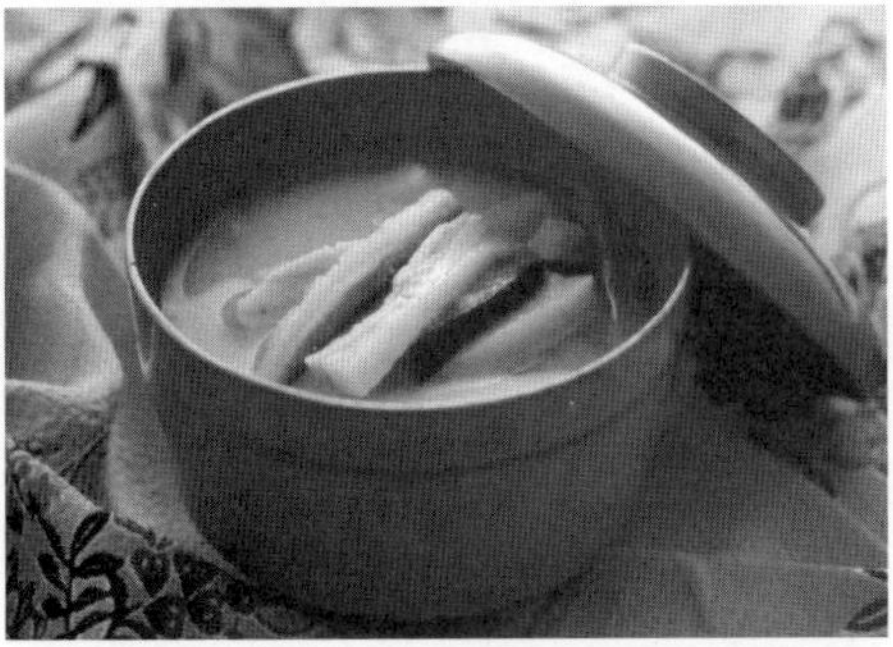
イナムドゥチ

【ミミガーさしみ】

豚耳や面皮の和え物で、耳の軟骨は茹でて千切りにし、きゅうりやもやしとピーナツバターや酢味噌であえます。こりこりとした歯触りはくらげに似ており、泡盛の肴に喜ばれます。

【血イリチー】

イリチーとは炒め料理のことです。「炒る」から変化したものかと思われます。血イリチーは豚肉やかまぼこ、大根などいろいろな具を入れ、豚の血とともに炒め煮したもので、小学生のころ、貧血だといわれた私は、母のつくってくれるこの血イリチーに母の愛情を感じ、そして味わったものです。

【ミヌダル】

よくすりつぶした黒ゴマを、しょうゆ、みりん、砂糖で味をととのえ、ごまだれのようなものを作り、それをロースの薄切りにまぶして蒸したもの。

【イナムドゥチ】

豚三枚肉を丸煮にしたあと、短冊切りにし、同様に切ったカステラかまぼこ、椎茸、こんにゃくなどとともに白みそ仕立てにした汁物。

第二節　海藻類を食べよう

沖縄の食生活と藻類

　世界中には八〇〇〇種余の海草が知られていて、日本の近海には約一二〇〇種類が生育しているとのことです。中でも食用としている海草がもっとも多いのが、温海である沖縄近海です。海草は紅藻類、褐藻類、緑藻類の三つに大別することができ、その大半が紅藻類で次いで褐藻類、緑藻類の順となっています。沖縄でよく利用される海藻類を表5にまとめました。これらの海藻は、おもに酢の物、炒めもの、味噌汁の実などにして食されています。また、沖縄では原っぱで生育する藻類の一種、ねんじゅも（方言でモーアーサ）をイリチー（炒め煮）などによく使います。

　沖縄では古くから、海藻類を多く摂取してきました。とくに食されているのが褐藻類のもずくと沖縄では採れない長昆布や三石昆布、緑藻類ではアーサ（ひとえぐさ）やあおのりなどです。長寿者のほとんどは、一日おき程度に、しかも多量に摂取していることが調査でわかっています。

世界一の長寿国となった日本。戦後、豊かになった食生活は、日本人の寿命をどんどん延ばしました。しかし、それと引き替えに多くの日本人の体を蝕んだのは、高脂肪、高コレステロール、塩分過多による生活習慣病です。食生活は洋風化が進み、食卓に並ぶ食品の様相がかなり変化してきました。そのため、海藻類の摂取量も横ばいないし減少傾向にあるようです。

表5　沖縄でよく利用される海藻

分類	和名	方言名	利用方法
紅藻類	あまのり 紫のり とさかのり きりんさい（ツノマタ） くびれおごのり おごのり いばらのり	ヌーイ・ヌーリ チヌマタ・イーシ アラナ カーナ モーイ・クイナ	油炒め さしみのつま 海藻サラダ 酢のもの モーイ豆腐　など
褐藻類	わかめ ひじき もずく みついしこんぶ ながこんぶ	ワカメ ヒジキ スヌリ シヌイ スヌイ クーブ	酢のもの・汁の実　など 油炒め もずく雑炊 みそ汁の実 酢のもの・あえ物 汁の実 クーブマチ クーブイリチー
緑藻類	あなあおさ あおのり ひとえぐさ	ウァーアーサ アーサ	つくだ煮　など アーサ天ぷら（かき揚げ） アーサのお汁

海水中には四五種類、もしくはそれ以上の元素が含まれているといわれ、その中で生まれ育った海

藻は、重要なミネラル類を豊富に含有しています。またその吸収率が高いことも報告されています。その他に、ごく少量とはいえ、生活習慣病に有効なエイコペンタエン酸（ＥＰＡ）やドコサヘキサエン酸（ＤＨＡ）など脳血管疾患予防の主役ともいえる脂肪酸が含まれています。また、最近話題を呼んでいるダイエタリーファイバーのフコステロールやフコイダンも含まれており、これらに血清コレステロールを下げる効果のあることも報告されています。また、青森県のある酒造会社がＵ―フコイダンにガン細胞の消滅作用があるということを確認したと報告しています。

その他、海藻中のダイエタリーファイバーは、カラギーナンやフコイダンなどのように、血中コレステロールの正常化や大腸ガンの抑制などに有効な、きわめて貴重な成分であることが報告され、海外でも注目を浴びるようになりました。

一九五二（昭和二七）年、私が米国に留学した当時は、日本食はほとんど知られてなく、さしみと聞くと、アメリカ人は「臭い生の魚を食べるなんて」と顔をしかめ、海苔のことはブラックペーパーと言っていました。海藻類（Seaweeds：海の雑草）を食べるなんて、日本人は貧しい、と思われていたかもしれませんが、今や世界中で健康食イコール日本食というイメージが定着しています。海藻もSea vegitable（海の野菜）とよばれ、よく摂取されています。

その海藻の健康への効果は、

①抗菌・抗酸化作用
②抗腫瘍・抗ガン作用
③海洋療法 Marine-therapy 作用
④血圧降下作用
⑤コレステロール降下作用

など、生活習慣病の予防に大きな効果があることが報告されています。とくにもずくのおもな成分のフコイダンは、藻体の表面に傷がついたときに細菌が侵入しないように体を守る働きがあることや、抗ガン作用があることが知られています。さらに超低カロリーで、塩分排出効果のあるカリウムや整腸作用のある食物繊維が多く含まれています。その他、抗酸化作用、低コレステロール作用、抗ウイルス作用、抗アレルギー作用など海の薬草として注目を浴びています。また、酢を調味料として使用すると、その相乗効果によりO－１５７が短時間で消滅することなどが世界的にも知られています。

沖縄を代表する海藻、もずく

沖縄県のもずくは全国生産量の約九〇%を占めています。本土のもずくとは多少違い、そうめんぐらいの太さで、ぬめりの強いのが特徴です。塩漬けにして保存し、産出しない季節でも利用しています。正式な名称は「おきなわふともずく」です。

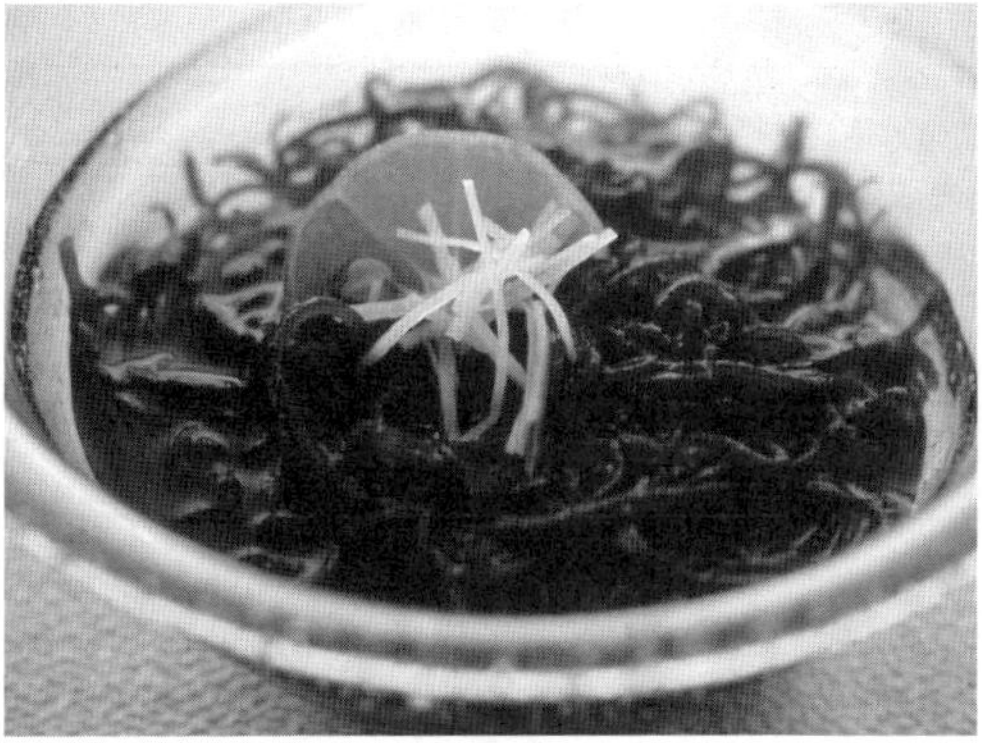
もずく酢

このおきなわふともずくの効果を調べるため、白ネズミを用いた実験をおこなってみました。この実験は、基本食(白ネズミにとってバランスのとれた健康食)だけのグループと、コレステロールを餌に混ぜて高コレステロール食にしたもののグループと、さらに、この高コレステロール食に凍結乾燥粉末にしたおきなわふともずくを五%混ぜたグループの、三つの食餌群を設け、一定期間飼育したのち、血液と肝臓について分析をしたものです。

コレステロールは動物のすべての細胞に含まれますが、生体内では特に脳、神経組織に多く、血液中では高級脂肪酸とエステルを形成しています。食物からのコレステロー

表6　おきなわふともずくの実験結果

実験群(単位)	体重増加量(g)	飼料摂取量(g)	血清濃度		肝臓濃度	
			総コレステロール(mg/dl)	HDLコレステロール(mg/dl)	総コレステロール(mg/dl)	中性脂肪(mg/dl)
基本食群	63	202	76	71	2	4
コレステロール食群	65	205	212	30	41	11
もずく食群	56	205	169	42	31	11

ル摂取量が高くなり、血中コレステロールが過剰になると、通常はエステル型として肝臓にとどめる仕組みになっています。肝臓は、このような食物に由来する外因性のコレステロールの処理のほか、コレステロールを生体内で合成する働きももっています。このように、個々の体質によっても異なりますが、私たちの体内でコレステロールはある一定のレベルを保つようにコントロールされています。したがって、コレステロールの下降効果を確認するためには、あらかじめ実験動物を高コレステロール血症にしておかなければなりません。

高コレステロール血症の白ネズミを使っておこなった実験の結果が、表6のとおりです。

表6に示されているように、体重増加量では、基本食群が約六三グラムであるのに対して、高コレステロール食群では約六五グラムとやや高くなっているものの、統計的に意味があると認められる差ではありません。しかし、もずく食群のそれは約五六グラムで高コレステロール食群よりも九グラムも少なく、もずくに体重コントロール効果のあ

ることが認められました（飼料摂取量は三群ともほぼ同量です）。

次に、血清コレステロール濃度（血液の液体成分を血清といい、この血清一デシリットル中のコレステロールの量のことを意味する）については、コレステロールをあまり含まない基本食群では、普通の量（七六ミリグラム）でしたが、白ネズミにしては多量の、一％のコレステロールを餌に混ぜた高コレステロール食群では、基本食群の三倍近くの数値（二一二ミリグラム）を示しており、明らかに高コレステロール血症となっていました。

しかし、この高コレステロール食に五％のもずくを混ぜたもずく食群では、一六九ミリグラムと、二〇％以上もコレステロール値上昇の抑制が見られました。さらに、善玉コレステロールとよばれるＨＤＬコレステロールも、高コレステロール食群より四〇％も高くなっていることがわかりました。これはもずくのぬめりの成分であるフコイダンの効果です。

血液中のコレステロールの増大は動脈硬化の原因であり、ひいては、心臓病の引き金ともなりかねません。もずくは、血液中のコレステロールの増加を抑制することが実験で証明されたわけですから、まさに、心臓病をはじめとする生活習慣病の予防食といえます。

もずくのすばらしい効果は、白ネズミの肝臓でも見られました。

多量のコレステロールを与えたにもかかわらず、餌にもずくを五％混ぜた群の白ネズミの肝

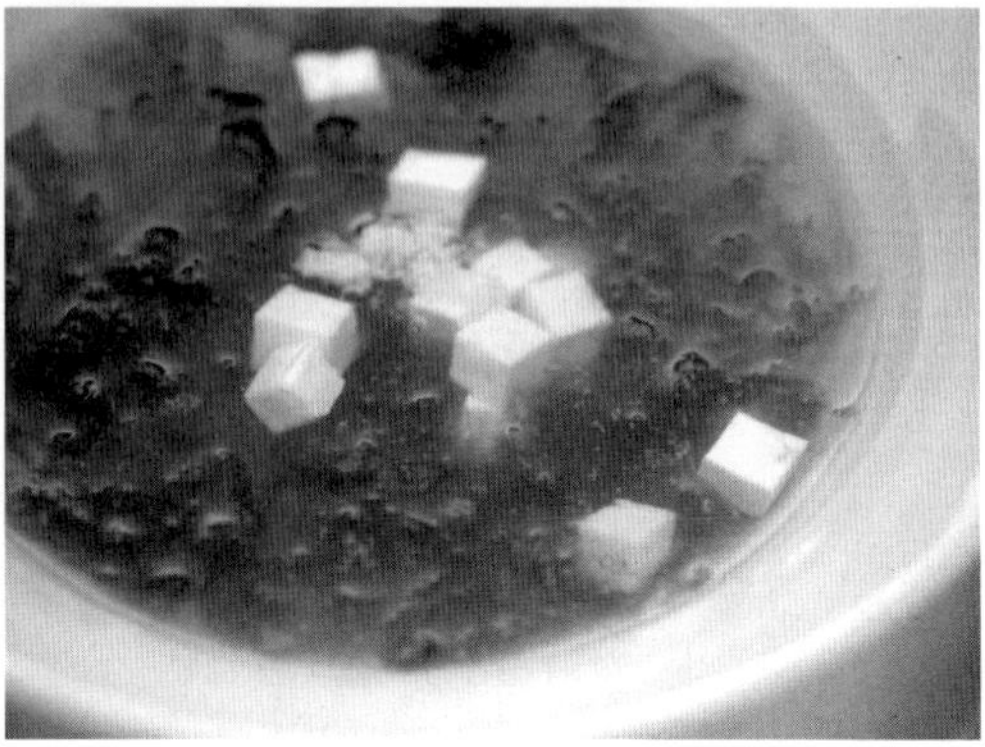
豆腐とアーサの澄まし汁

臓は、色も高コレステロール食群のように白っぽくなっておらず、肥大もあまり見られませんでした。また、肝臓の総コレステロールの量も、もずく食群は高コレステロール食群よりも明らかに低くなっていることがわかりました。ただし、中性脂肪の値では差が見られませんでした。ただし、海藻類は一般に酢を調味料として使用するため、さらにその効果は大きくなるものと思われます。

これらのことからもずくには、体重の増加抑制効果、血清および肝臓におけるコレステロール濃度の上昇抑制効果のあることが明らかとなりました。その他の海藻類に関しても比較的良好な結果が得られたものの、もずくほどではありませんでした。

その他、もずくから分離したフコイダンには、糖尿病モデルラットで有効である、という実験結果も出ており、沖縄の長寿を支えてきた食品の一つであることは、いうまでもありません。

琉球料理と昆布

沖縄の行事食では、昆布、豆腐、豚肉は必須の食品です。中でも豚肉が重要な地位を占めていますが、この豚肉料理に昆布を合わせることによって栄養的なバランスをとっています。酸性の豚肉だけでは栄養的なバランスが偏ってしまうところを、アルカリ性の昆布をいっしょに使うことでうまく中和しているのです。

日常食でも、豆腐とアーサの澄まし汁や肉汁には必ず豆腐と昆布を入れるなど、海藻類と豆腐の組み合わせが多く見受けられます。「豆腐は畑の肉」といわれますが、植物性のたんぱく質では最高の食品です。しかし、残念ながら、必須アミノ酸の中でも貴重な、硫黄を含むアミノ酸であるメチオニンの含量が非常に低いのです。一方、海藻類のアミノ酸組成の特徴は含硫アミノ酸が豊富に含まれていることなのです。そこで、豆腐と海藻類を同時に食べる料理は、たんぱく栄養の面からいうと最高の補足効果をもつことになります。朝の味噌汁というと豆腐とわかめが定番ですが、これは栄養的にみて理想的といえましょう。

昆布が沖縄に上陸したのは一七一五（尚敬三）年で、清国への交易品としてでした。大石圭一氏によると「琉球国は宗主国である清国に貢物として大量の昆布を運んだ。清国は漢方薬の原料をくれた。貢物を集めて手助けしたのは薩摩藩であり、さらにそれを助けたのが富山の薬屋であった。那覇で昆布を取り扱う役所が昆布座であった」と著書『昆布の道』に記しています。

江戸時代、昆布は北前船で北海道から大阪へ、大阪から沖縄へと昆布ロードを経て沖縄に運ばれ、その代わりに交換売買されたのが琉球国の輸出品の中心であった黒砂糖でした。昆布は中国への貢物でしたが、乾燥保存食である昆布は暑い沖縄の風土にうまく適合し、その一部は沖縄で使われました。したがって当時は貴重品であり、クーブイリチーは千切りにした長昆布を豚肉、油揚げ、かまぼこなどと炒め煮にした料理で祝い事には欠かせません。栄養面からも相乗作用のある料理法です。

沖縄での昆布の食べ方について、海洋生態学の研究者で、東京大学名誉教授の故新崎盛敏先生からいただいたお手紙の中に次のようなことがありました。「昆布を油炒めにして常食にしているのは沖縄料理独特で、これは多分中国から導入されたものでしょう。長昆布、三石昆布など本土では劣等種とされているものです。本土での昆布の用途というのは、だし取りが主で、佃煮とかとろろ昆布など加工食品の場合でも、味は単純で沖縄風の濃厚なこってりとした調理とは異なった食べ方をしております。そんな用途には、真昆布とか利尻昆布などの種類が適しているので、これが優良品種のような形でみられております。海藻の食品化を西洋でも取り入れようとする風潮がありますが、その際昆布類の商業化がむこうでも伸びるだろうと推測します。そして、従来の日本での用途、いわゆるだし取りというような形よりも、沖縄風油炒めの調理という方法が伸びるだろうと思います」。

沖縄では、薄くて調理しやすい長昆布の特性をうまく生かして、前述のクーブイリチーをはじめ、昆布とイカのイリチー、また、ソーキ汁、足ティビチなどの汁物に結び昆布を入れるなど、現在でも日常的によく食されています。

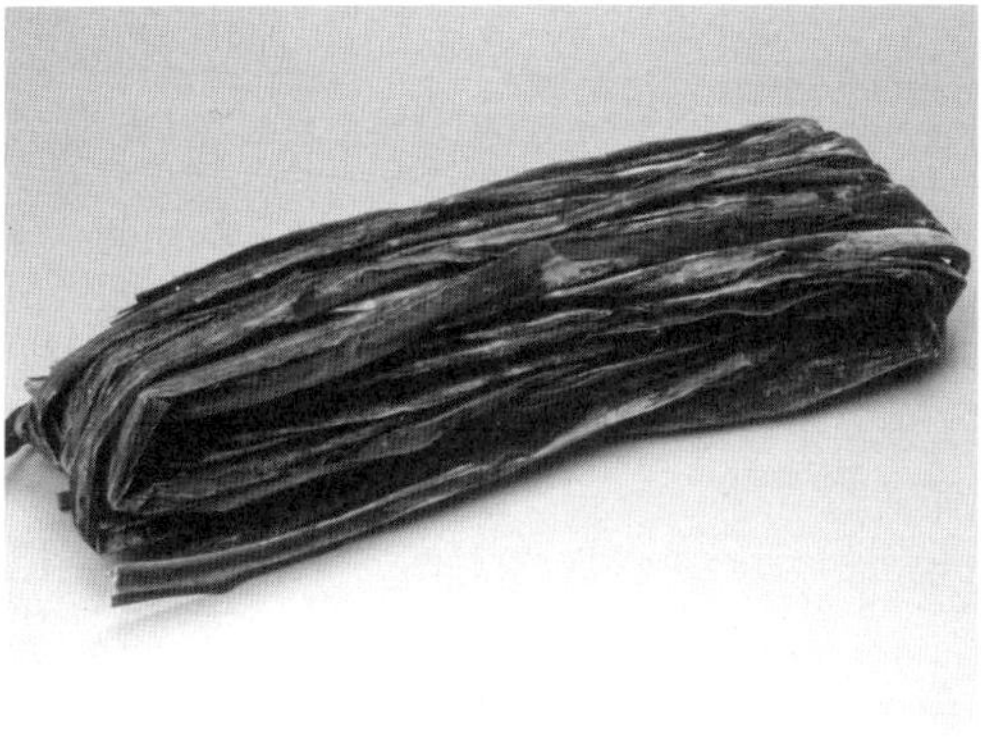

昆布

新崎先生の手紙にもあるように、沖縄以外の地域では、食用昆布はおもにだし取り用として利用する場合が多く、食用にする場合でもあっさりとした味つけのものが多いと思います。沖縄では、だしはカツオだしか豚肉からとった豚だしを使い、昆布そのものはこってりと煮つけたり、炒めるなどの食べ方をします。昆布に含まれる食物繊維やカルシウム、ヨウ素が高血圧や老化防止、ガンの予防に効果があることは、最近知られてきたことですが、こうしたことがわかるずっと前から、昆布をいろいろと工夫して常食してきた先人のアイデアはすばらしいものです。単調な味の昆布をさまざまな食品と組み合わせることで、さらにそのおいしさを引き出す工夫を編み出しています。

以上、沖縄の昆布食の文化は一朝一夕にできたものではありません。人びとが伝統を受け継ぎ、さらに新しいアイデアを加えながら育ててきたものです。折りからの健康ブームとさまざまな研究結果から、昆布をはじめとする海藻食を求める声が、日本はもちろん欧米でも高まっています。沖縄で育まれた昆布料理は、これからますます注目を浴びることでしょう。

海藻類を試料に

沖縄近海に国内では最も多種の海藻類が生息していること、健康食品として注目を集めるようになったこれらの海藻類を上手に日常の食生活に取り入れていることに着目し、海藻類を試料に実験をおこないました。

その実験の一つが、骨粗鬆症に関するものでした。骨粗鬆症モデルラットはとても高価なので、実験に先立ち、学生とモデルラットをつくりました。まず、成熟雌ラットを入手し、卵巣の摘出手術をおこないます。その後、低カルシウム・低リン食で約五〇日間飼育すると、ほとんど確実に骨粗鬆症モデルラットとして実験に供することができます。骨に関する実験は飼育期間を長く必要とするだけでなく、分析実験にしても血清中のカルシウムやリンに加えて、骨中の成分分析や、物理的な骨の強度試験などがあり、他の実験に比べて相当な根気がいるものでした。とくに大腿骨の破断エネルギーを測定するには、特殊の機器を用いて骨が折れるまでの所要エネルギーを算出し、その強度を判定します。

その結果をまとめたのが「卵巣摘出ラットの骨代謝に及ぼすナガコンブと沖縄豆腐の影響」という論文で、これらの食材がカルシウム供給源として有効であることが示唆された旨述べてあります。ただし、同時に運動負荷による効果を調べ、運動の因子が食餌因子より影響力が大であることもわかりました。

第三節　野菜を食べよう

善玉コレステロールと緑黄色野菜

沖縄県は、脳血管や心疾患による死亡率が全国一低いことが知られています。また、沖縄の高齢者には動脈硬化を防ぐＨＤＬコレステロール（善玉コレステロール）値の高い人が多いこともわかっています。こうした背景には、亜熱帯に属する沖縄の気候条件が影響しているほか、沖縄独特の食生活の影響が大きいと考えられています。

ＨＤＬコレステロールについて、簡単に説明しますと、脂質は、私たちの体の中では血液の中を流れ、いろいろな組織へと運搬されています。しかし、脂質は水に溶けないので、そのままの形では血液に溶け込むことはできません。そこで、水に親しみやすい性質のある特定のたんぱく質にまわりを包み込んでもらい、さらにコレステロールの力を借りて球状の構造をつくって血液中を移動しています。したがって、脂質が血液中を移動し、球状の形を保つためにもコレステロールは必要なものなのです。

ところで、この球状のものをリポたんぱく質といいますが、これはたんぱく質やコレステロールなどの含量、比重などによっていくつかの種類に分類されています。高比重リポたんぱく質（ＨＤＬ）、低比重リポたんぱく質（ＬＤＬ）、超低比重リポたんぱく質（ＶＬＤＬ）などがその代表的なものです。

このうちＨＤＬに含まれているコレステロールは、血液中をさっさと移動して処理されてしまうのに対し、ＬＤＬとＶＬＤＬに含まれるコレステロールは、長い時間血液中でもたもたして、動脈壁や筋肉などに溜まり、動脈硬化などの原因となることが知られています。そのため、前者を善玉コレステロール、後者を悪玉コレステロールとも呼んでいます。血液中のコレステロールの総量が少々多くても、ＨＤＬコレステロール（善玉コレステロール）の割合が高ければ、動脈硬化性の病気にかかる率が低いといわれています。

また、ＨＤＬコレステロール値が高い人は心臓病の発生率が低い、という研究が認められて以来、ＨＤＬコレステロール値を高める方法に関する研究が数多くなされています。

沖縄の緑黄色野菜を白ネズミの餌に混ぜて与え、その効果を検討したところ、にがな（ほそばわだん）、ゴーヤー、よもぎ、つるむらさきなどの、繊維が多く緑の濃い野菜やパパイヤの未熟果などで、血液中の総コレステロール値の低下、およびＨＤＬコレステロール値の上昇が

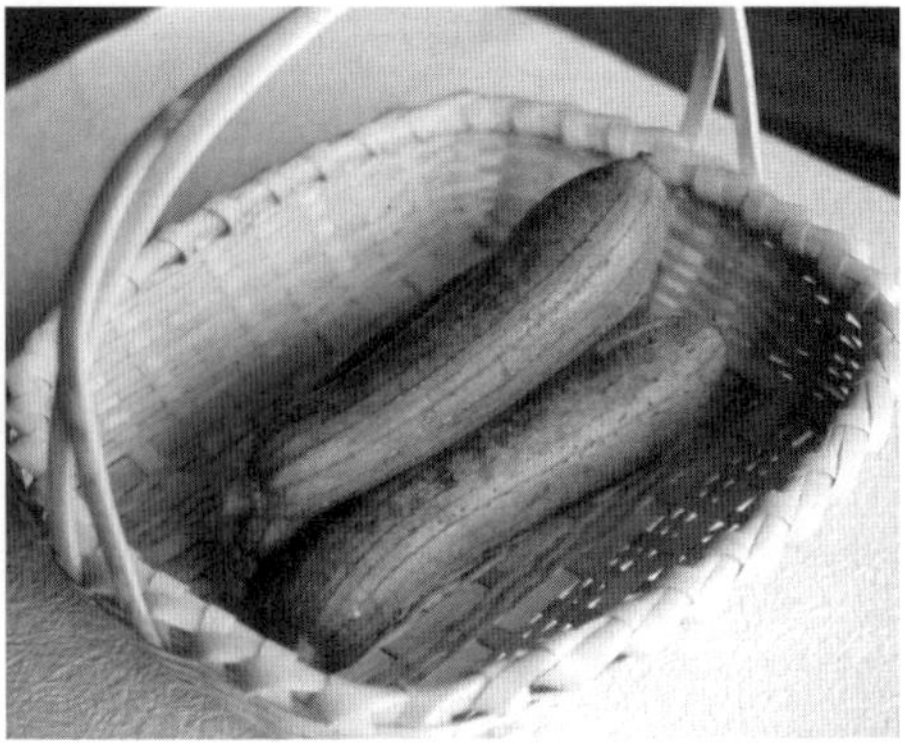
へちまは青い幼果を使う

みられました。亜熱帯性気候の強烈な太陽の下で育った沖縄の野菜類は、緑が濃く、すじは太く、サイズも大きく、見るからにたくましく栄養たっぷりの感じがします。

野菜を多食する食習慣

沖縄には先に紹介した野菜の他に、へちま（幼果）、ようさい、やえやまかずら、ふだんそう、シマナー（からしな）、すいぜんじ菜、あおつるむらさき、あきののげし、ぼたんぼうふう（長命草）、ひゆ、らっきょう、島にんじん、にんにくの葉などの独特の緑黄色野菜があります。主な料理法は、汁物、チャンプルー（炒め物）、スーネー（和え物）、ンブシー（煮物）などです。汁物では、味噌汁や肉汁にたっぷりと入れて食します。その際、油を少量加えて、野菜をおいしく、かつ効率よく食べる工夫もしています。ビタミンAは、油といっしょに摂ると吸収がよくなります。比較的アクの強いあおつるむらさき、ふだんそう、あきののげし、ひゆなどの葉は、一度ゆでこぼしてアクを抜いてから、酢味噌あえやピーナツ味噌あえにします。また、薬用として生をしぼってジュースにしたり、お茶にしたりして用います。

野菜のもっともポピュラーな料理法は、チャンプルーとンブシーです。どちらも沖縄独特の野菜の多食法で、こうした野菜を多食する食習慣が、他府県の人に比べ沖縄の人のＨＤＬコレステロール値を高くし、生活習慣病を少なくしているものと思われます。

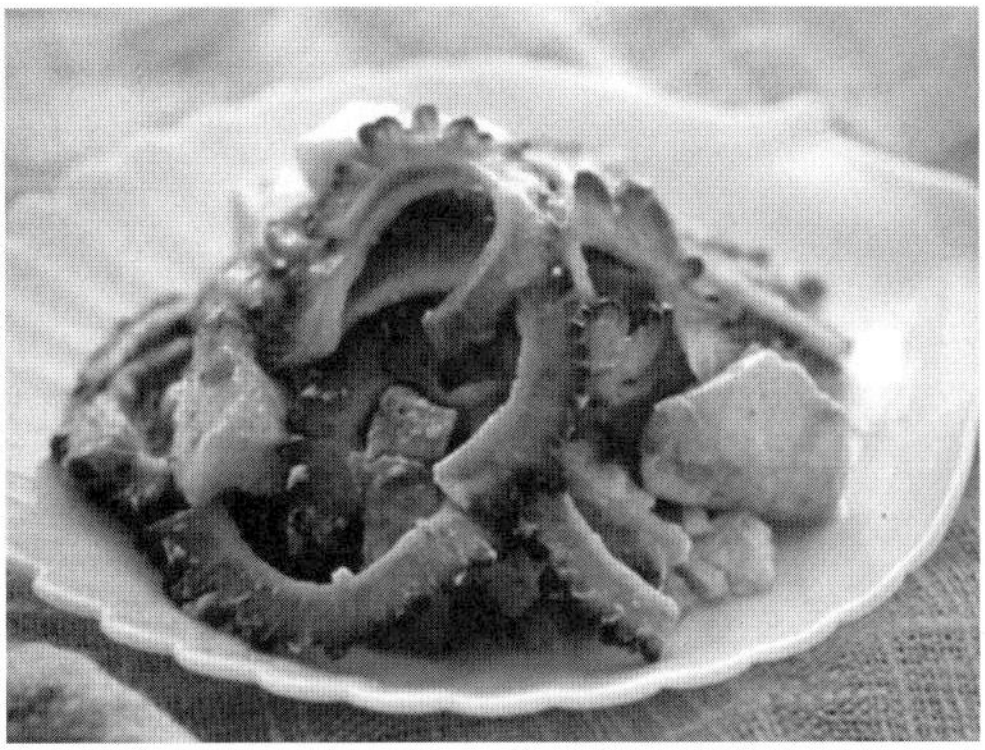
ゴーヤーチャンプルー

チャンプルーは、ゴーヤー、キャベツ、しまらっきょうなど季節の野菜と豆腐を取り合わせた炒め物です。チャンプルーの語源は不明ですが、インドネシア語では「混ぜる」という意味だとのこと。豆腐といっしょに炒める野菜で、その料理名が決められます。例えば、ゴーヤーを用いるとゴーヤーチャンプルー、もやし（マーミナ、豆菜）を入れるとマーミナチャンプルーになります。また、野菜チャンプルーとか、豆腐チャンプルーという料理名で、豆腐に数種類の野菜と、外国製の缶詰のポークランチョンミート（細かく挽いた豚肉にスパイスとつなぎを加えて固めたもの）を炒め合わせた戦後版チャンプルーもあります。沖縄では戦後二七年間、米軍の統治下にあったことでポークランチョンミートやハム、ソーセージなどの輸入加工肉類がいち早く普及しました。

豆腐はすぐれた植物性たんぱく質ですが、ビタミンA、ビタミンC、食物繊維などが不足しています（生の大豆は食物繊維が豊富に含まれていますが）。一方、野菜には豆腐に不足している栄養素が含まれていますから、豆腐と野菜を炒めて食べるチャンプルーは、お互いの欠点を補い合った、栄養学的にもすばらしいものです。

ンブシーは季節の野菜を味噌味で煮込んだもので、具だくさんの野菜の汁物といったところです。へちまやふだんそうなどの野菜を用います。

その他、野菜は養生食のシンジムン（煎じもの）の食材としても利用されています。例えば、解熱や疲労回復に効果があるとして現在でもよくつくられているターイユシンジ（フナの煎じ）には必ずにがなを用います。

長寿と緑黄色野菜

沖縄の長寿者が幼少期から成長期、働き盛りに日常的に食べたものは、さつまいもを主食として、豆腐などの植物性たんぱく質が豊富な大豆製品、緑黄色野菜、もずく・アーサ・昆布・

てんぐさなどの海藻類でした。これらの食材の多くは、コレステロールや中性脂肪など脂質を正常に保つのに役立つものです。酷暑の季節が長い沖縄では夏場になると苦味成分の多い野菜類がよく食され、また、冬瓜やまくわうり、ゴーヤー、へちまなどの瓜類が出回ります。

明治・大正期の沖縄の農村では、三度の食事と間食を合わせてさつまいもを一日に三〜五キロ食べていたようです。現代から見れば実に質素な食事ですが、食材に限りのあった当時において、このさつまいも主体の食生活は非常に理にかなったものでした。というのも、さつまいもは、現在の主食である精白米と比べてエネルギー量こそ低いものの、ミネラル（無機栄養素）やビタミン類、食物繊維が非常に多く含まれているのです。

一五七一年以降に、栽培起源地であるメキシコから太平洋をわたってフィリピンのルソン島に伝播したさつまいもは、一五七八年に中国珠崖地方、一五九四年に福建省の閩地方へと、二度にわたって中国大陸へ伝播しました。これによって中国の農民は飢餓から救われるようになったと閩書に述べられており、いかにさつまいもが重要な作物であったかがわかります。沖縄の食文化にとっても「いもと豚」の関係は重要で、地理的に好適な栽培条件であったことも加わって、身近な生活の糧となったものといえます。

主食のさつまいもに加えて、沖縄では野菜類を大量に食べる習慣があり、これらの緑黄色の

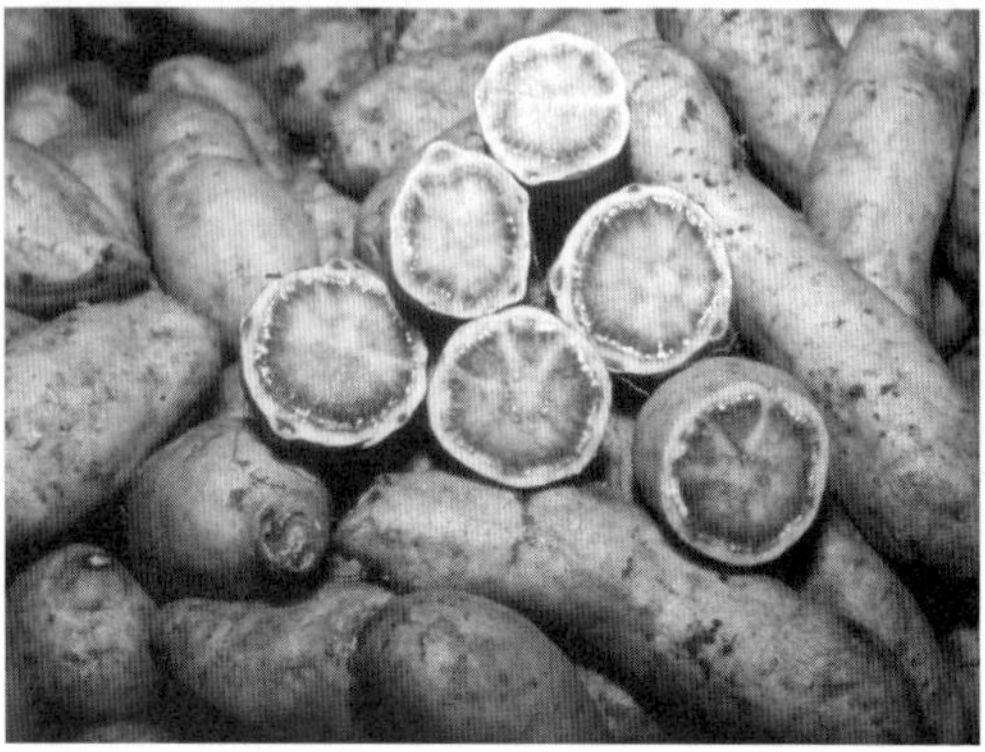
紅いも

濃い野菜には、クロロフィル、β－カロテンやビタミンC、食物繊維（セルロース、ヘミセルロースなど）が豊富ですから、両者を合わせると「粗食ながら、ビタミン類と食物繊維のたいへん多い食事」を食べていたことになります。

　まず、長寿との兼ね合いから見逃せないものが、野菜類に豊富に含まれている食物繊維です。食物繊維は余分なコレステロールを対外へ排出する働きのほか、胆汁酸も排出します。胆汁酸はコレステロールを材料としているので、不足した胆汁酸を作るため血中のコレステロールを使います。すなわち、間接的に食物繊維はコレステロールを減らすのに役立つのです。また、食物繊維は総コレステロールを減らして、善玉（ＨＤＬ）コレステロールを増やすという実験結果もあります。便の量を増やして便秘を解消したりする効果もあり、生活習慣病予防、老化防止という観点からも重要です。

　また、β－カロテンやビタミンCなどのビタミン類には強力な抗酸化作用（酸素と結びつくのを防ぐ働き）があります。悪玉コレステロールは、酸化されると血管に沈着して動脈硬化を起こします。善玉コレステロールも酸化されると、余分なコレステロールを運び去る能力がなくなります。β―カロテンやビタミン類は、このような酸化を防いで、悪玉コレステロールを減らし、善玉（ＨＤＬ）コレステロールを増やすのです。

緑黄色野菜の他、もずくなどの海藻類、黒糖、香片茶も善玉（ＨＤＬ）コレステロールを増やして、悪玉コレステロールや中性脂肪を減らす食材です。これらが血行に関する病気を少なくし、長寿につながっていると考えられます。

ガン予防に緑黄色野菜

現在、日本人の死因の第一位は悪性新生物、すなわちガンです。二〇〇五（平成一七）年の都道府県別悪性新生物による死亡数をみますと、死亡率（人口一〇万人に対してのもの）がもっとも低い、すなわち、ガンで死亡する割合のもっとも低い県が沖縄県です（四三ページ参照）。

その原因には、食生活、気候条件、地理的要因などいくつかの点が挙げられるでしょう。そこで、とくにガン予防に有効と考えられる沖縄の食習慣の特徴――緑黄色野菜をはじめとする野菜類の多食について、考えてみたいと思います。緑黄色野菜の栄養学的な特徴として挙げられるビタミンAとビタミンCに、いずれも抗ガン作用（発ガンを抑える働き）があることがわかっています。

ビタミンAについては、元国立がんセンター疫学部長の平山雄先生らにより、長年にわたっておこなわれた疫学的な調査が有名です（疫学とは、統計学的な方法で集団現象としての病気の起こり方を研究する学問です）。この調査によって、緑黄色野菜を毎日摂取していた人たちが、そうでなかった人たちに比べてガンの発生率が低かったという、緑黄色野菜の摂取とガンの発生率との関係が明らかにされたのです。

ビタミンCについては、佐賀大学の村田晃教授をはじめ、数多くの研究者による生化学的な研究が発表されています（生化学とは、生物の生理的現象を化学的方面から研究する学問です）。それによると、ビタミンCがガンの予防に関わるメカニズムなどが明らかとなってきています。また、アメリカのポーリング博士の実験でも、ビタミンCが発ガン物質の生成を阻止する作用を持つことなどが実証されています。

現在、次のような効果があることがわかっています（鈴江緑衣郎博士の講演より）。

①ストレス解消に必要である。

社会構造や生活様式がますます複雑化していく昨今、精神的なストレスをはじめとするさまざまなストレスが増加しており、ビタミンCはそれらのストレス解消に必要である。

身近な薬用植物

以前、ノルウェーで開催された国際栄養学会議に出席したときのことです。ふだんの食事で毎日青野菜を食べている私には、北欧でのほとんど野菜類のない三度の食事がこたえました。そんなとき、カフェテリアで緑色を見てすぐに飛びつきましたら、それが何と、ういきょうでした。あちらでは魚料理によくういきょうを使うとのことでした。沖縄でも魚の臭みを取るということと、薬効もあわせて、魚料理によくういきょうを用います。ノルウェーと沖縄の思いがけない共通点にびっくりしました。

沖縄は、亜熱帯の恵まれた気候条件から野草・薬草の種類が多く自生しています。それらの野草・薬草にはビタミン類、食物繊維、葉緑素のクロロフィルが豊富に含まれているほか、薬効も期待でき、薬用または食用として身近で利用されてきました。

【クミスクチン】

シソ科の多年生草本。腎臓病の特効薬で、むくみ、尿の出にくいとき、腎性高血圧に薬効があります。

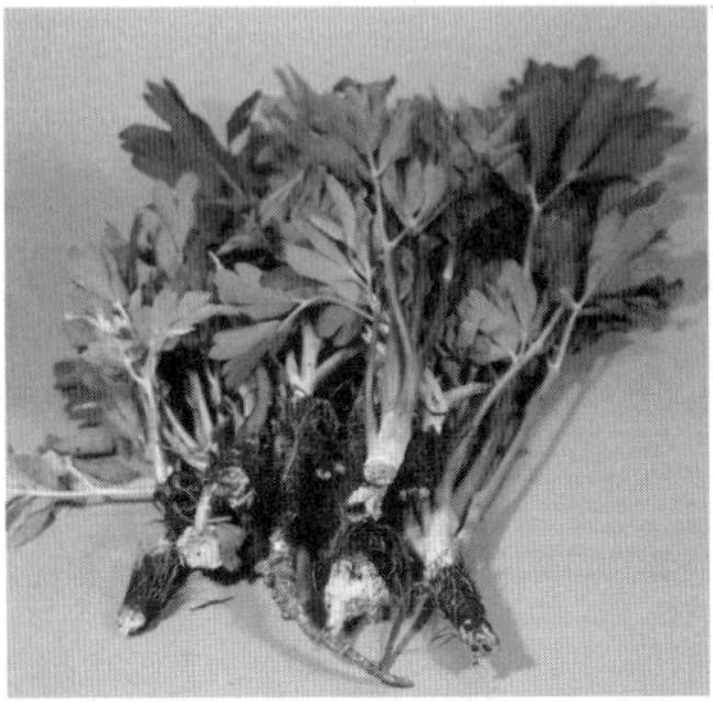

さくな

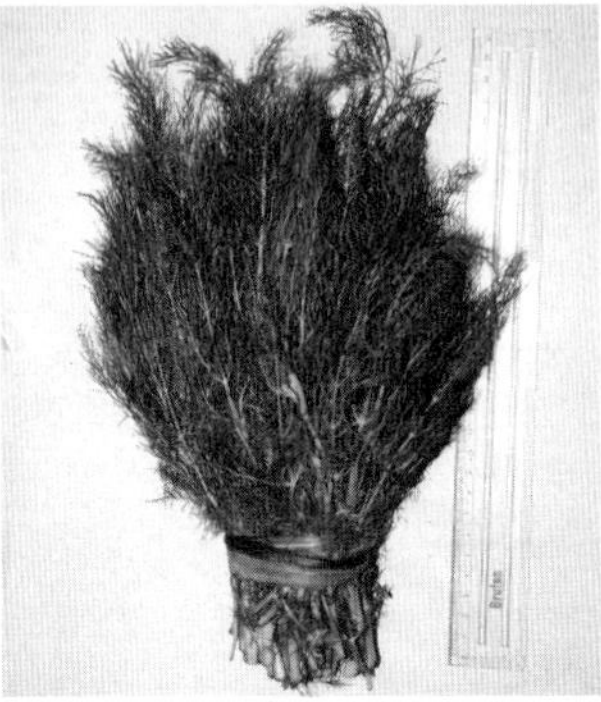

ういきょう

【ういきょう（イーチョーバー）】

セリ科の多年生草本。せき止め、風邪のときの発汗、健胃剤としても効果があります。

【はまぼうふう（ハマグンボー）】

セリ科の多年生草本。沖縄各地の海岸に多く、中風や高血圧に有効だとされています。さらに、風邪をひいたときの解熱剤としても用いられています。

【うこん（ウッチン）】

ショウガ科の多年生草本。成分としてクルクミンを含み、煎じて胃潰瘍、吐血、心臓病、腹痛、膀胱疾患に効果があるとして広く利用されています。また、根茎は肝炎、胆石、黄疸に、粉末は水で練って切り傷などにも使われています。

【ぼたんぼうふう（サクナ）】

根を削って乾燥したものを煎じ、せき止めや解熱薬として用います。

その他、よもぎ（キク科の多年生草本）、にがな（キク科の多年生草本）、アロエ（ユリ科の多年生草本）、しまつゆくさ（ツユクサ科の一年生草本）、ばんじろうの葉（グアバの葉、熱帯アメリカ原産の低木）、びわの葉（バラ科の常緑樹）、つるむらさき（ツルムラサキ科の一年生草本）などが、市場で気軽に手に入ります。

実験動物を用いてよく利用されている薬草の薬用効果を調べてみました。

表7　よもぎ、にがな、アロエの実験結果

実験群（単位）	体重増加量（g）	飼料摂取量（g）	血清濃度	
			コレステロール（mg/dl）	中性脂肪（mg/dl）
基本食群	166	14	87	30
よもぎ群	52	9	96	51
ゆでよもぎ群	172	16	81	24
にがな群	166	14	83	45
ゆでにがな群	179	15	80	34
アロエ群	159	17	76	44
ゆでアロエ群	174	17	93	27

よもぎ、にがな、アロエはそれぞれ凍結乾燥粉末にし、対照群である基本食（白ネズミにとってバランスのとれた健康食）にこれらの粉末を三％ずつ混ぜて食べさせ、三〇日間飼育実験したのち、血液を分析しました。

「よもぎはあくが強い」というお年寄りの話があったので、これら三種の野菜はそれぞれ、生のままと、沸騰した湯でさっとあく抜き（一〇〇度の熱湯で一分間）したものの二種類を用いました。

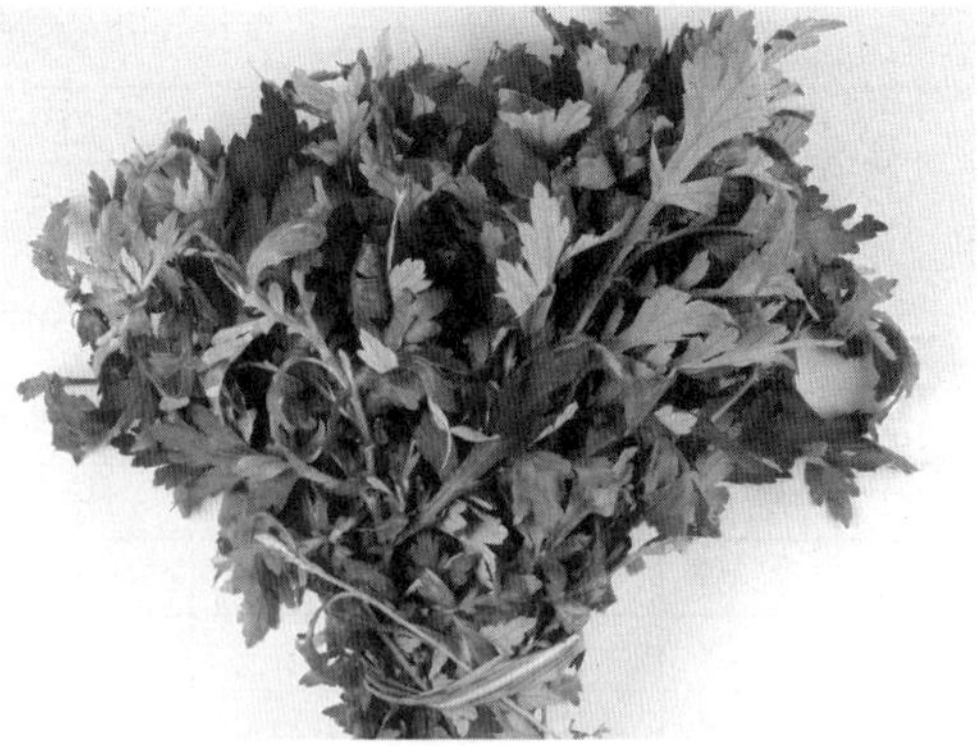
よもぎ

その結果、①血液中のコレステロールや中性脂肪をやや低下させる、また、②血液中の善玉コレステロールと呼ばれるＨＤＬコレステロールを上昇させる、ということが確認されました。実験結果から、生のよもぎを結乾燥粉末にして飼料に混ぜて食べさせた白ネズミは、飼料摂取量も少なく、したがって体重増加量も他の実験群の三分の一くらいで、発育が悪くなっていました。一般的に白ネズミによる実験では、飼料摂取量が少なく、体重増加量が低い場合、いわゆる少食でやせ型のときは血中コレステロール値と中性脂肪の濃度は低くなる傾向がみられるのですが、ここでは逆にコレステロール、中性脂肪ともに高くなっていました。これは、よもぎに含まれるアクなどの（アプシンチンのような炭水化物も含めて）多量摂取による中毒症状ではなかろうかと思われます。

この実験で、白ネズミに与えたよもぎの量を、体重を基にして単純に人体に換算すると、体重五〇キロの人が、毎日市販のよもぎ一〇束くらいを食べたことになるのです。人間の場合、よもぎの生の青汁摂取が即、中毒症状につながることはありませんが、毎日、多量の青汁を飲まれる場合は、さっと熱湯をくぐらせたほうがよいと思います。

単純に薬用植物イコール長寿、と結びつけることはできませんが、昔から、体にいいとか、血をきれいにするなどと、漠然といい伝えられてきた薬用植物は、沖縄の長寿を支える多くの因子の一つである、ということはいえると思います。

以前、那覇市内の市場で、薬草についてくわしく説明してくれた女性がいました、彼女は「沖縄には、副作用がなくてよく効き、安心して飲める薬草がこんなにたくさんありますので、医者はいりませんよ」と満面に笑みを浮かべて話をしてくれました。そのくったくのない話しぶりに「沖縄の長寿を支えてきた陰の力が、意外とこんなところにあるのかもしれない」と思いました。

活性酸素を抑制する薬用植物

空気中の酸素は、体内に入って「活性酸素」という物質に変身します。この「活性酸素」が体を酸化させてしまう原因です。活性酸素は本来、体内に侵入した細菌やウイルスなど、敵の攻撃から体を守るために白血球がつくりだす物質です。活性酸素により、ひとつの細胞が酸化すると、その細胞は次々にまわりの細胞を酸化させていきます。

体内に活性酸素が増えると、生活習慣病の誘因となるなどさまざまな悪影響を受けることになります。日本で一番強い沖縄の紫外線は東京の一・五倍といわれ、そこで生育する野草や薬草には活性酸素を抑制する機能をもつ、いわゆる抗酸化物質の含有量が多いということが医学的にも証明されています。また、これらの薬草を豚肉とともに食するとその機能が高まることも報告されています。

沖縄の人々は古くから薬草を煎じたお茶を愛飲しています。例えば、ばんじろう（グアバ）の葉を陰干しにして煎じたり、ギンネムも乾燥させてお茶にすると高血圧や心臓病に効果があるなど、枚挙にいとまがありません。

世界的にも沖縄の薬草類は研究者の注目を浴び、実験研究により抗ガン作用や、現代人に特有の多様な慢性疾患を予防し、体質の改善作用などに画期的な効用のあることが証明されています。現在、沖縄県特産として需要も大きく伸び、定着している素材にアガリクス茸、アロエ、ウコン、海洋深層水、ギンネム、グアバ、クミスクチン、サンゴ、自然塩等があります。

【アガリクス茸】

原産地はブラジル。アガリクスの多糖体の中にはインターフェロンを生み出す力を活性化する働きがあることがあり、ウイルスの侵入を防ぐ作用があることも証明されています。沖縄産アガリクス茸は、さとうきびの絞りかす（バガス）を菌床に利用していることで、アミノ酸や高分子多糖体を多く含んでいます。

【アロエ】

南アフリカ原産の木本性多肉植物で、二〇〇を超える種類があります。別名「医者いらず」で、昔から火傷の塗り薬や便秘の解消薬として重宝されてきた健康食材。脂肪酸の合成を通してある種の酵素の活性化に有効とされているので、肥満による糖尿病予防によいとされています。

【うこん】

うこんには秋うこん、春うこん、紫うこんがあります。秋うこんは、英語名をターメリックといい、カレー粉の主成分になっています。沖縄では「ウッチン」と呼ばれ、古くから生薬として用いられてきました（一〇八ページに記述あり）。主な成分には、肝機能をアップさせ、体の余分な水分を排出するといわれるクルクミン、抗酸化作用のあるフラボノイド、不足すると多くの病気を発症するといわれるマグネシウムなどがあります。

肝臓の解毒作用、高血圧、動脈硬化、糖尿病の予防、ガンの発生増殖の抑制、コレステロール値の低下、高脂血症の予防改善、ダイエットなどにも役立ちます。

【海洋深層水】

海洋深層水は北極や南極で生まれ、海面から二〇〇メートルまでの海水が冷却され、水分が凍結して塩分濃度が高まり、比重が増加して海底に沈んだものです。地球上で一番汚染されていないといわれる水で、豊富なミネラルが含まれています。

アトピー性皮膚炎の治療に積極的に利用されており、血糖値降下作用や中性脂肪の低下作用、免疫力を高める水としても近年注目を浴びています。

【ギンネム】

メキシコあるいは南アメリカ原産のマメ科の常緑樹。沖縄へは一九一〇（明治四三）年に畑の肥料用として導入されました。ギンネム茶は、副作用をもたらすミモシンというアミノ酸成分を除去し、特殊な技術で発酵させたもので、カルシウムやミネラルを多く含んでいます。

【グアバ】

中国では千年以上も前から無病の「薬木」として珍重され、不老長寿の薬として受け継がれてきたものです。台湾の山地の人々の間では、昔から糖尿病治療薬としてグアバの葉や、まだ熟していない果実を煎じて飲んでいるという報告もあります。中国で発行されている『家庭食療手用』という書物でも、グアバは血糖値降下剤として飲まれていると記録されています。果実にはビタミンが一〇〇グラム中みかんの約六〜一〇倍の五〇〇ミリグラムも含まれており、グアバの葉にはビタミン、ミネラル類がバランスよく含まれています。

【クミスクチン】

既述（一〇七ページ）。

【サンゴ】

サンゴは刺胞動物に属する動物グループの総称で、南西諸島の東側を北上する黒潮海流には一〇〇種類以上のサンゴが群生しています。沖縄でとれるサンゴのカルシウム食品は細かい粉末で水に溶けやすく、料理にも利用しやすいのが特長です。主要成分は、炭酸カルシウム、炭酸ストロンチウムなど。

【自然塩】

海水を精製して作られる塩は、豊富なミネラル分を含んでいます。沖縄で考案された常温瞬間空中結晶製塩法で作られた海塩は、二〇〇〇（平成一二）年二月に世界でもっとも多くのミネラルを含む塩としてギネスブックで認定されました。沖縄ではほかにもユニークな製塩法が定着しています。

第四節　豆腐を食べよう、他

沖縄豆腐

　豆腐はおよそ二〇〇〇年も前に中国で発明されたと伝えられています。中国と交易のあった沖縄では、ずいぶん古くから作られていたようです。

　近年、大豆に含まれるイソフラボンが、抗ガン作用や更年期障害の改善に効果があるとして、世界的に注目を浴びています。日本食品成分表には「沖縄豆腐」と「ゆし豆腐」が本土の木綿豆腐と区別して記載されています。その理由は製法が特異であることと、沖縄豆腐が他県の木綿豆腐に比べてはるかに硬いことにあります。成分的にも水分が少なく硬い分、たんぱく質やミネラル類の含量が高くなっています。また、沖縄豆腐のイソフラボン含有量に関しても同様な研究結果が報告さ

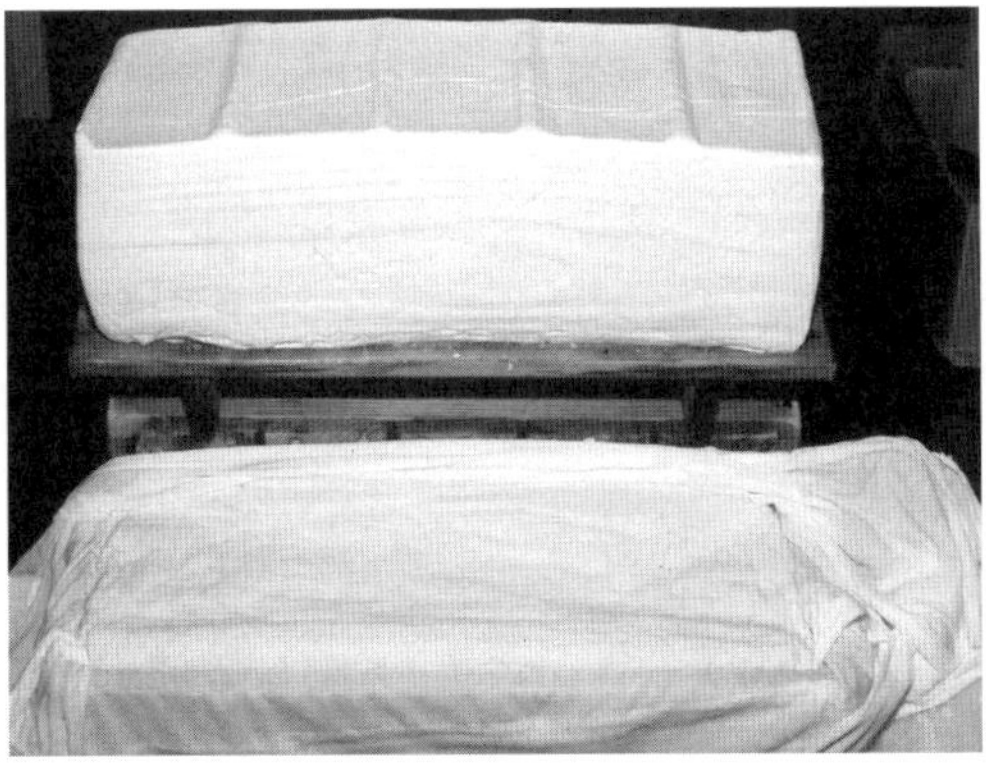

豆腐

れています。
沖縄県は一人一日当たりの豆腐の摂取量が全国一高く、全国平均の二倍近い量を摂取してきました。現在でも、特に年輩の方々に好まれているということは、長寿とのつながりにおいて注目すべき点といえましょう。

沖縄豆腐の製法は生搾り法とよばれるもので、まず臼で空挽きをして大豆の皮を取り去ったあと、水に浸しておきます。柔らかくなったら、挽き臼で水を混ぜながら挽き、木綿袋でこして粕を取り除き、大鍋で煮ます。適当な頃あいでニガリを入れて固め、その後に豆腐箱で型を整えます。沖縄豆腐は、地域によっても異なりますが一丁が約九〇〇グラムもあります。製

表８　大豆および大豆製品のイソフラボン量

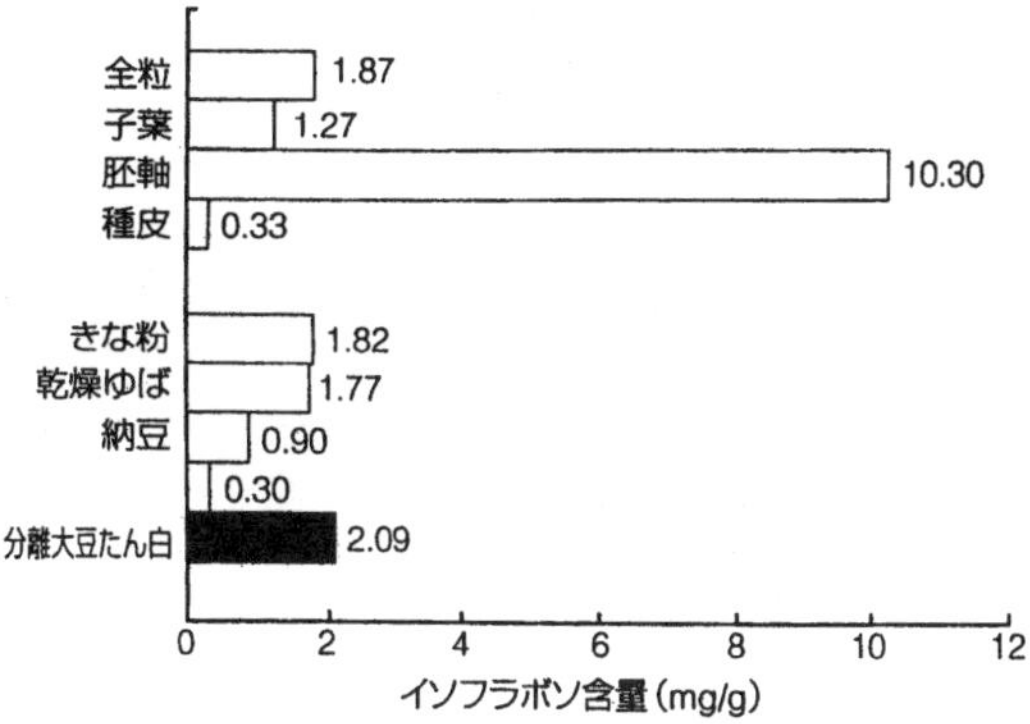

図１　大豆イソフラボンと女性ホルモンの構造

大豆イソフラボンは女性ホルモンと似た構造をしており、マイルドなホルモン作用を示すと言われています。

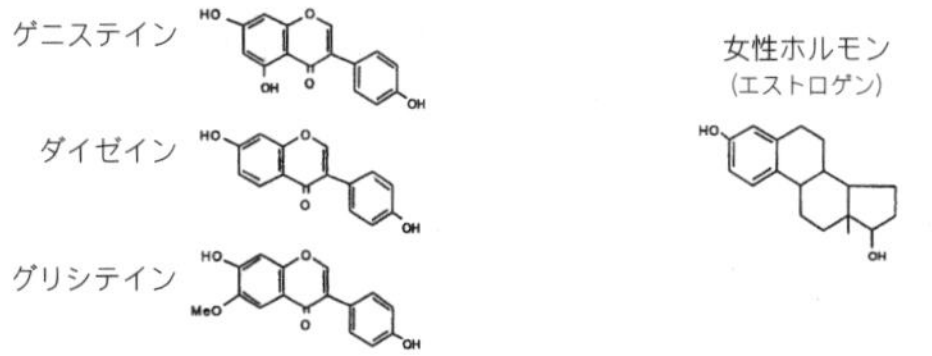

造過程で出る、大豆の粕、いわゆるおからは加熱していないので、調理に際して味をよく吸い込みます。豚肉やにんじん、きくらげなどの具といっしょに、だし汁で炒め煮したウカラ（おから）イリチーはとてもおいしいものです。

「ゆし豆腐」は、豆腐をつくる段階で固まる前の豆腐と湯の混ざった状態のものです。お年寄りからの聞き取り調査では、朝食に良く食べたそうですが、現代の食卓でもなじみ深いものです。

沖縄の代表的な家庭料理というと、チャンプルーとンブシーが挙げられますが、どちらも豆腐と野菜がたっぷり摂れる料理です。

イラブー料理

沖縄独特の食品にイラブー（えらぶぅみへび）があり、昔からすぐれた薬餌効果を持つものとして珍重されています。えらぶぅみへびはウミヘビ科に分類され、ポリネシア、メラネシア、マレー群島、フィリピン、台湾近海に分布し、日本では犬吠埼以南、特に沖縄近海に多く生息しているということです。体長は一・五メートル内外。

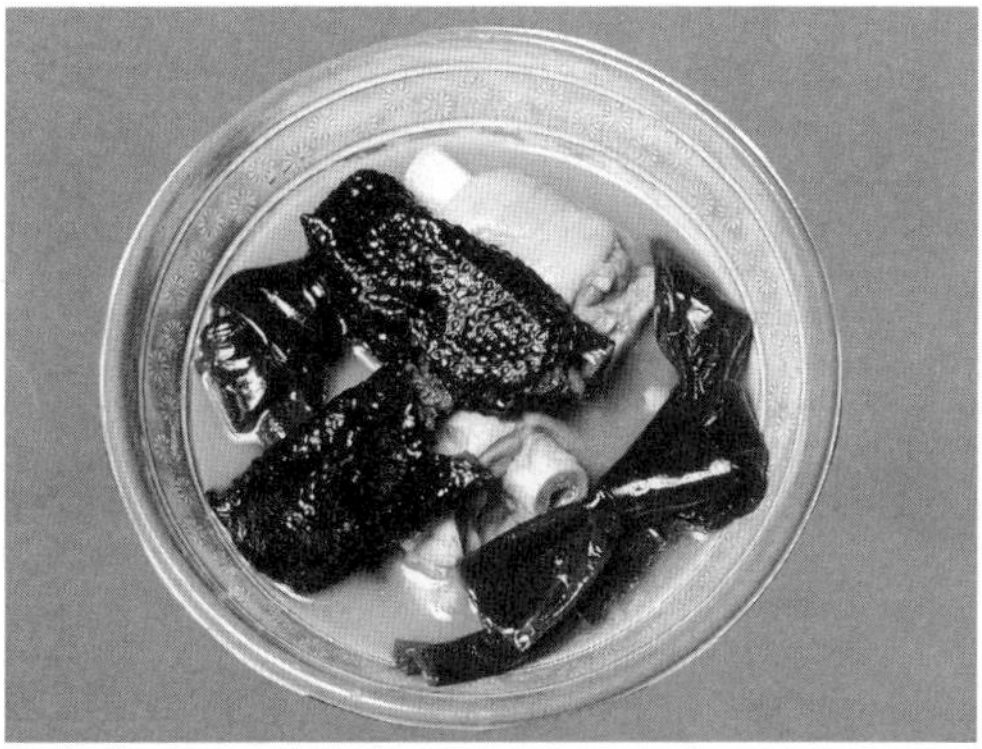

伝統的料理法のイラブーシンジ

熊本大学の北原博士は、アメリカやヨーロッパで神経痛、リウマチに効力を発揮しているヘビ毒がイラブーにも含まれており、さらに心臓病の特効薬ともいわれるコエンザイムQ10を含有していると述べています。代表的な料理法はイラブーシンジ（煎じたもの）で、神経痛、疲労回復、強壮剤など万病の薬として用いられてきました。沖縄初の女医として長年活躍され、九二歳の長寿を全うされた故千原繁子氏は、にかわ質を多量に含有する豚足やミネラルを多く含む昆布と組み合わせて料理し、「年寄りの体に効くもの」として食べた先人たちの知恵を賞賛しました。

料理には燻製にしたものがもっぱら用いられ、市場ではステッキ状やうずまき状の形で売られています。最近では、燻製のイラブーを粉末にしたり、丸薬にしたり、また、化学調味料に添加したものなどが販売されています。

お茶の栄養学――沖縄、香片茶を中心に――

お茶は嗜好飲料の中でも、私たちの日常生活にもっとも密着した飲み物で、一杯の茶の飲用はストレスの溜まりやすい現代生活に憩いと安らぎを与えてくれます。世界中で愛飲されているお茶は、茶葉成分（主にタンニン）を酸化酵素によって酸化させているか、つまり発酵させているか否か、またその度合いがどの程度であるかによって分類されています。大別すると発酵茶、半発酵茶、不発酵茶の三種で、それぞれ代表的なものに紅茶、ウーロン茶、緑茶が挙げられます。

緑茶の栄養的特徴というと、ビタミンAの効力をもつカロテンとビタミンCが豊富に含まれていることです。しかし、カロテンは水に溶けないため抹茶以外はビタミンA供給源としての期待はできません。また、ビタミンCも製茶のプロセス中に失われることが多く、茶の種類や茶のいれ方によりその含量も著しく異なってきます。緑茶のビタミンCについて大切なことは、含量が多いだけでなく、その約九〇％が私たちの体にとって望ましい還元型ビタミンCであるということです。

お茶の薬効や一般的な生理作用は、古くから広く知られています。道教の祖でもある神農《しんのう》はもともと薬の神様で「一日に百種類もの毒草を噛んでその効能を試してみたが、最後にこれらの毒を消すためにお茶を飲んだ」と文献に記述されています。事実、茶に含まれるタンニンには解毒作用のあることが種々の動物実験で認められていますし、白ネズミを使った実験では、緑茶中のタンニンに放射性ストロンチウム90の体内への吸収を二〇～三〇％抑制する作用のあることも報告されています。

また、茶に含まれているカフェインには興奮、利尿、覚醒などの生理作用があるため、適量の飲用は腎炎その他の病気による浮腫への効果があり、さらに疲労を忘れさせるともいわれています。

近年、栄養学の分野では茶の微量成分または未知成分について、成人病への改善効果や健康増進への効果などに期待を抱き、数々の実験が試みられています。

大阪市立環境科学研究所の伊村氏らは、緑茶中の必須微量金属（マンガン、鉄、銅、亜鉛）について検討し、緑茶の飲用は生化学的に重要な役割をもつマンガンの供給源と

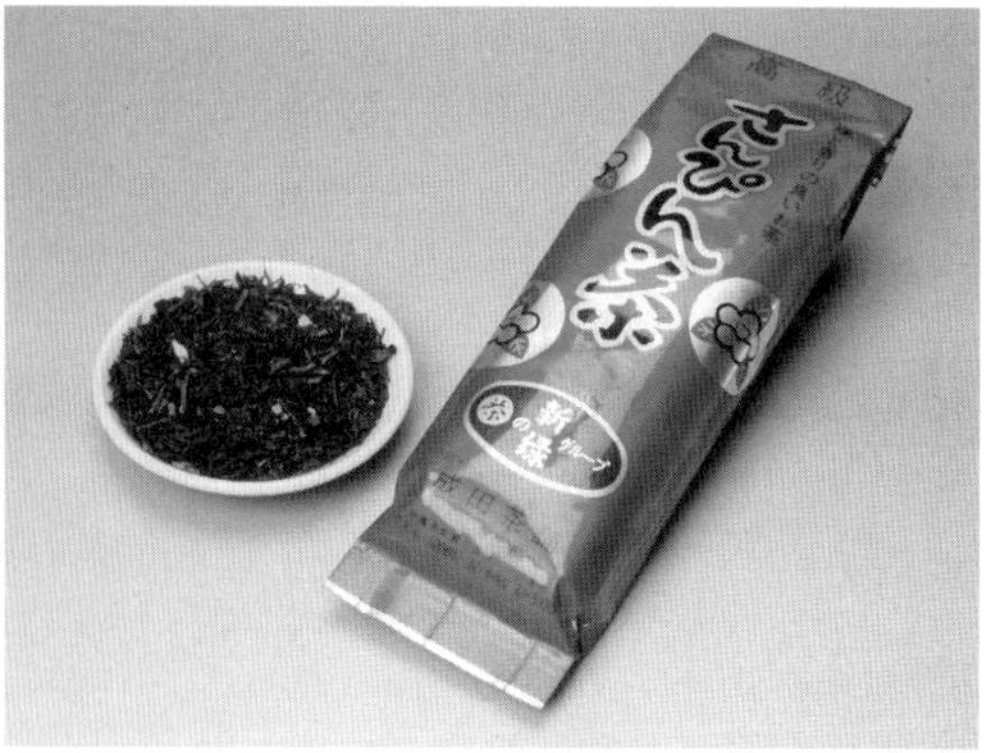

サンピン茶

して一日摂取量に大きく影響することを報告しました。また、ウサギを用いた実験では、緑茶の熱水抽出分画に比較的持続性のある血圧降下作用のあることを認めています。

和洋女子大学の川村教授らは、半発酵茶であるウーロン茶浸出液を白ネズミに飲料水代わりに常時飲用させた実験で、その血漿総コレステロールと中性脂肪の、加齢による生理的増加を抑制する作用のあることを認め、報告しました。

沖縄では、古くから半発酵茶の香片（サンピン）茶が愛飲され、今日でもお年寄りのティータイムには香片茶とお茶うけの黒砂糖が好まれています。花の香りを茶に付けるのは中国茶特有のもので、このような茶を「花茶（ホワチャ）」「香茶」「花香茶」ともいい、茶葉の中に花弁を混入することから香片茶といわれたとのことです。

琉球大学で沖縄独特の食素材を対象に生化学実験をおこなっていたころ、香片茶を粉末にして白ネズミの餌に三％混入して与え、白ネズミの血清および肝臓コレステロールと中性脂肪濃度に及ぼす影響を調べました。普通、白ネズミの血中コレステロールや中性脂肪の下降作用についてその効果を検討する実験では、短期間で顕著な結果を得る目的で、高コレステロール血症白ネズミを用います。この実験でも普通の健康食にコレステロールを添加した高コレステロール食を与えた白ネズミを対照群として、実験群の香片茶食には三％の粉末にした香片茶を混入して与えてみました。

その結果、飼育実験期間中の白ネズミの体重増加量、飼料摂取量、肝臓重量などでは二つの群間でほとんど差はみられなかったのですが、血清総コレステロール値では香片茶群が高くなっていたため、さらにそのコレステロールの内容を検討しました。

一般にコレステロールというと、すぐに健康に害を及ぼす「あぶら」と考えがちですが、実はコレステロールは脳神経系膜、肝臓、血液中にあって、人体にとってなくてはならない物質の一つなのです。しかし、これは体内で合成されるので不足する心配はほとんどなく、むしろ洋風化した現代の食生活では摂取過多による弊害のほうが怖いため、嫌われものとなっているわけです。そのコレステロールには、善玉コレステロールと悪玉コレステロールと呼ばれる二つのタイプがあります。善玉のほうは血液中の過剰なコレステロールの排泄を促進させるのに役立っているコレステロールの運び屋さんとなるため、私たちにとって大切なものです。一方、悪玉の方はその名のとおり、血液中で長時間もたもたして動脈壁や筋肉などに溜まり、動脈硬化の原因をつくるのです。最近では、この善玉コレステロールが専門用語の「ＨＤＬコレステロール」としてよく知られていますが、香片茶を与えた白ネズミの血清では、このＨＤＬコレステロールが高くなっていました。また、肝臓では総コレステロールも低くなっており、解剖所見としても香片茶群では脂肪肝があまりみられなかったことから、体内にコレステロールを溜めない作用のある物質が、香片茶の中に含まれていることが示唆されたのです。

ところで、現代ではお茶は「飲むもの」と普通に考えられていますが、文献によりますと、その元祖では「食べていた」であろうともいわれています。松江地方に伝わる「ボテボテ茶」が、「食べる」茶から「飲む」茶への中間的なものとしての「茶粥」の代表的なものだとされていますが、沖縄に古くから伝わる「ブクブクー」または「ブクブクー茶」も飲むだけのお茶ではなく、「食べながら飲む」という感じのお茶です。この沖縄の「ブクブクー」について料理研究家の新島正子先生は、著書『私の琉球料理』（柴田書店刊）の中で次のように述べておられます。「沖縄独特の一種の茶道ともいえるものにブクブクーというのがあります。煎米湯と茶湯を合わせ、大きな茶筅で豪快にたてるもので、その泡立ちがいかにもブクブクーという名にぴったりです」。

お茶の人体への効用は大であり、嗜好飲料としてのお茶は、今後もますます私たちの日常生活にとけ込んでいくものと思います。

第四章　黒砂糖礼賛

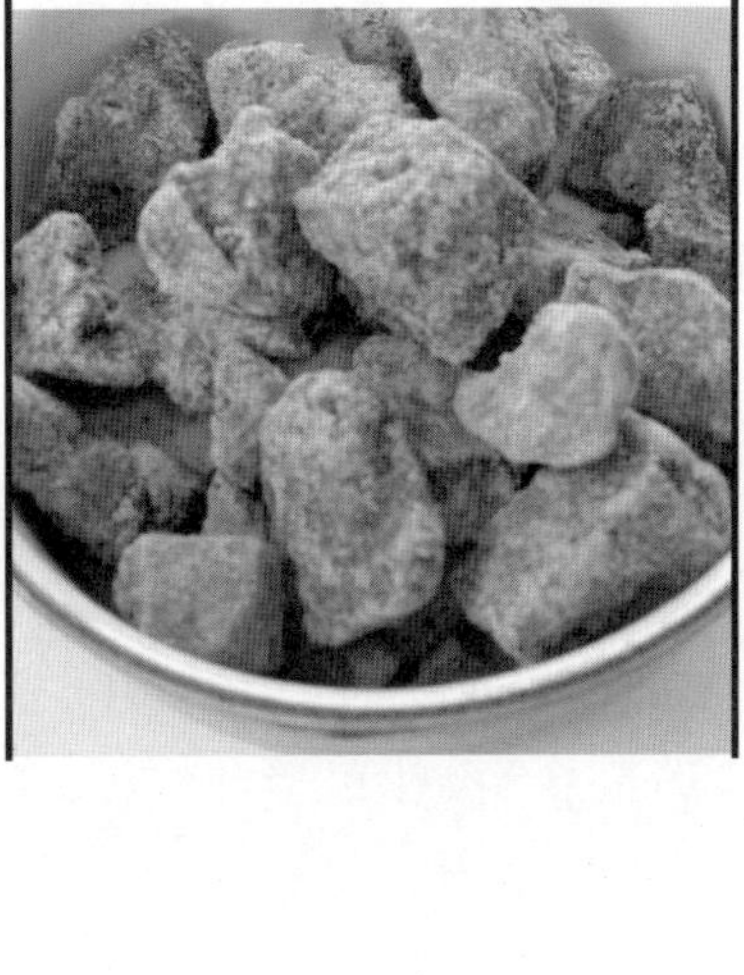

黒砂糖の威力

昭和一九年一〇月一〇日早朝の那覇大空襲で、住み慣れたわが家の近くまで火の手が押し寄せてくるのを目のあたりにし、急きょ玄関先の防空壕から命からがら逃れ、さとうきび畑に身を隠しながら本島南部の南風原町津嘉山まで歩き続けました。あれから六十年余の歳月が流れましたが、静かに目を閉じると当時の光景が鮮明に脳裏に浮かんできます。小学六年生だった私は、防空ずきんにもんぺ姿で、リュックを背に家族とともに走り続けました。そのリュックの小さな外ポケットには、宝物の、手のしをしたヌガーの包み紙がぎっしり詰め込まれていました。

昔から人類は甘味に対して一種の憧れと、大きな欲求を抱いていたということですから、戦争中の食糧難のときに口にするキャラメル、ヌガーや黒砂糖は格別でした。その後、家族疎開で大分へ行きましたが、そのときの私のリュックには黒砂糖がぎっしり詰められていました。これが疎開先での生活を支える大きな糧となったのです。疎開先では地元の農家から米や麦、おいしいよもぎ餅などを届けてもらったときなど、お礼に黒砂糖を差し上げるととても喜ばれたものです。

戦前・戦中・戦後、どれだけ黒砂糖が沖縄の人々の役に立ったことか、黒砂糖の魅力と威力は計りしれません。

砂糖小史

砂糖の歴史をひもといてみると、紀元前三〇〇〇年ころにはインドのガンジス河畔に自生していたさとうきびの原種から砂糖を製造していたそうです。紀元前二五〇〇年前のサンスクリットの中に砂糖を指すと思われる言葉があり、またベンガル征服前のアリアン民族の口碑に糖液を意味する「グダ」という言葉もあることから、インドのバラモン時代末期には砂糖の製造がおこなわれていたと推察されます。さらに紀元前四〇〇年、インドで砂糖の知識が普及し、インド最古の仏典『プラチモクシャ』に砂糖の記述が残されているそうです。

アレキサンダー大王のインド遠征（紀元前三二七～三二四年ころ）の記録には「蜂の助けを借りずに葦からとれる蜜がある」と書かれていて、人類は初めは天然の蜂蜜を甘味として知り、その後、葦と称したさとうきびを絞って煮詰めるという知恵を得たことがわかります。

これらのことから砂糖製造の元祖はインドで、そこからインドシナ半島、中国を経て日本へ入ってきたのは六、七世紀といわれています。唐の大宗がインドに使いをやり、白糖精製の技術を習得させ、それが後に日本にもたらされたということです。日本では一六世紀ころまで砂糖は輸入品で、国内での製造の記録はありません。

日本で初めて甘蔗が栽培され、砂糖が製造されたのは、今から四〇〇年ほど前の慶長一五（一六一〇）年に奄美大島で、続いてそれから一三年後の元和九（一六二三）年に琉球においてでした。以来琉球や奄美諸島では、地理的条件が甘蔗栽培に適していたことから黒砂糖の生産が盛んにおこなわれました。

徳川時代の国産砂糖は和製砂糖（和糖）と黒砂糖（黒糖）にわけられましたが、和糖は日本本土各地で産出される白砂糖・白下糖から黒砂糖までを含めたもので、黒砂糖は島津藩支配下の奄美大島・琉球王国などの砂糖でした。しかし、当時島津藩の支配下にあった琉球では島民への黒砂糖の私売は厳禁で、黒砂糖が身近な甘味となるのは明治以後のことです。

慶応元（一八六五）年に初めて琉球黒砂糖が奄美大島で白砂糖に精製されましたが、沖縄では第二次世界大戦後の一九四九（昭和二四）年に耕地白糖が亜硫酸法によって精製されるまで、黒砂糖だけを生産していました。

黒砂糖研究のきっかけ

戦時下での甘味への憧れと、戦中・戦後の生活の糧として極めて貴重な存在であった黒砂糖は、私にとっても宝物のような存在でした。戦後の混乱期から一九七〇年代までは、砂糖の消費量と文化の発展の間には正の相関関係が見られるとして、砂糖の消費量は生活水準のバロメーターと考えられていました。

一九五二（昭和二七）年、終戦直後の物心ともに貧しかった沖縄から、富める国アメリカに留学しました。最初の一か月間は、留学生全員がミルスカレッジ（カリフォルニア州オークランド）でのオリエンテーションに臨みました。厳しい講義の合間の食堂では、食事の前に「お冷や」がコップになみなみと注がれて出され、そして卓上にはシュガーポットが置かれていました。当時の沖縄では、生水は飲めず、また甘味にも飢えていましたから、私たち留学生は砂糖をさじですくっては何杯も「お冷や」のコップに入れ、深呼吸をしながら「砂糖水」を賞味したものです。食後のテーブルには底に白く砂糖のたまったコップが残されました。

豊かな国の象徴のような砂糖でしたが、一九六〇年代になると血液中のコレステロールおよび中性脂肪量に対する摂取糖質の種類と量の影響が多くの研究によって明らかにされ、精製糖（白砂糖）の多量摂取が大きな問題となりました。沖縄における住民栄養調査でも、一九六〇年～六九年の砂糖摂取量の増加率は二一八％で、その後増加率は減少したとはいうものの、やはり気になる食品の一つになっていました。

ポートマン（一九五六）やネイスら（一九五九）は、白ネズミに食餌中の糖質をおもに蔗糖として投与すると血清コレステロールは上昇し、コーンスターチや小麦粉に置き換えると低下すると報告しました。

アメリカ東部のボストン近郊の白人を追跡調査した有名な「フラミンガムスタディ」によると、血中コレステロール量が高くなると冠動脈疾患の発生率も高くなり、コレステロールの中でも善玉コレステロールと呼ばれている高比重リポ蛋白コレステロール（ＨＤＬコレステロール）が血清一デシリットル中四五ミリグラム未満の値で冠動脈疾患の発生率が高いことがわかりました。

マクドナルド（一九六六）は、若い男子や閉経期以後の女子の場合、数日間の蔗糖大量摂取によって血清脂質、特に中性脂肪が増加することを報告しています。コレステロールが動脈硬化、心筋梗塞などの発生に関係があることや、中性脂肪が肥満と正の相関を示すことはすでに常識となっていました。

一九七二（昭和四七）年に、イギリスのヤドキン氏は『砂糖の危険性』という著書で、生態学的検討の結果として、冠動脈疾患による死亡率が南アフリカ連邦における白人やインド系の人々はヨーロッパ、アメリカおよびオーストラリア人と同様高いのに対し、黒人にはほとんど見られなかったのが、近年黒人の間でも冠動脈疾患が増加しており、これが砂糖消費量の増加と符節を合わせていると述べました。また、アメリカのスチュワート博士らも生化学実験で「でん粉と蔗糖（砂糖）の組み合わせで、蔗糖の割合がでん粉よりも高い場合、蔗糖の割合に応じて血清コレステロール濃度がほぼ直線的に比例して高くなる傾向をみせる」と報告したことから、砂糖はたちまち恐怖の白い粉として嫌われるようになったのです。日本でも「三白追放運動」つまり、白米、白糖、白パンを食べないという運動が盛んになりました。

当時のコーヒー・紅茶のシュガーパックは一二グラムの角型で、それを二、三パックも使う人がいたことを懐かしく思い出します。その後、シュガーパックは一〇グラム、六グラムと減り続け、現在ではスティック・タイプの三グラムになっています。

ただし、これらの研究はすべて白砂糖、もしくは砂糖と称されている精製糖についてであり、沖縄産黒砂糖の効果に関する実験的成績は見当たりませんでした。そこで、当時の沖縄で第一次産業の首位を占めていた製糖業に新たな活路を見いだすべく、黒砂糖研究に乗り出しました。

白砂糖と黒砂糖

白砂糖と黒砂糖の成分はどう違うのでしょうか。日本食品成分表より、栄養成分を比較してみました（表1）。白砂糖はさとうきびの絞り汁から蔗糖だけを取り出したものです。そのため一〇〇％糖質で、その他の栄養素はほとんど含まれていません。また、精製されているため、さとうきびの持つ香り、色、味がありません。白砂糖一〇〇グラムの栄養は三八七キロカロリーのエネルギーを補給するということだけです。

一方、黒砂糖にはエネルギー源としての糖質の他に、一〇〇グラム中カルシウムが二四〇ミリグラム、鉄が四・七ミリグラム、さらに日常私たちが主として野菜類から摂取している貴重なミネラルの一つであるカリウムが一一〇〇ミリグラムも含まれています。このことから、アルカリ性食品または健康食品などと呼ばれています。その他、ビタミンB類も含まれています。また、白砂糖と違い、ほとんど精製していないので、さとうきびの持つ独特の香り、色、味があります。

それらの違いが私たちの健康にどのような影響を及ぼすかは極めて重要であり、興味深いものだと思ったのが、その後の研究のきっかけです。

表1　砂糖の栄養価

可食部（100g当り）		食品名 黒砂糖	食品名 白砂糖
エネルギー（kcal）		354	387
たんぱく質（g）		1.7	(0)
炭水化物・糖質（g）		89.7	100.0
無機質	カルシウム（mg）	240	Tr
無機質	鉄（mg）	4.7	Tr
無機質	カリウム（mg）	1,100	Tr
ビタミンB_1（mg）		0.05	(0)
ビタミンB_2（mg）		0.07	(0)
ビタミンB_6（mg）		0.72	(0)

五訂・日本食品成分表

黒砂糖に関する聞き取り調査

沖縄の長寿者の間では、黒砂糖は便通をよくし、肌をなめらかにし、力をつけ健康にいいということでよく摂取されてきました。沖縄の黒砂糖の消費量は高く、お茶うけとして食べるだけでなく、地漬けと呼ばれる漬物にも使われます。これは一七世紀前半から黒砂糖が生産されてきたことや、現在でも製糖が重要な産業であることと無縁ではないでしょう。しかし、この調査結果に疑問を持つ人もいるはずです。「糖分の摂りすぎは体によくない」というのが世間の常識であり、黒砂糖をよく摂る沖縄に生活習慣病が少なく、長寿者が多いというのは、その常識に反します。そこで、実験のかたわら、黒砂糖の効用についての聞き取り調査もおこないました。

そんな折り、長年痛風で苦しんでいたという八重山在住の郷土史研究家、故牧野清先生から興味深いご自身の人体実験結果についての手紙をちょうだいしました。それによると、コーヒーに白砂糖を入れて飲むと非常においしいけれども、かならず一〇時間後には痛風のひどい発作に見舞われる。そこで、これがコーヒーによるものかそれとも砂糖が原因なのかを究明するため、砂糖ぬきのコーヒーを飲んだり、砂糖水を飲んでみたりと自らの実験を続けた結果、発作の原因が確実に白砂糖であることがわかった、というのです。そこで、発作を覚悟でコーヒーに黒砂糖を入れて飲んでみたところ、まったく異常がみられなかったとのことでした。

また、鹿児島県大島郡の吉田彦二氏は「火傷したとき、黒糖を少量の水に溶かしてガーゼに塗り、患部に当て、四、五回取り替えるとよい」ということや、「黒糖水が解毒効果（排泄または吐き出すことを促進することによる）も発揮した」と八〇年の人生体験より教示して下さいました。

近年、世界的に注目を浴びるようになった沖縄の特産品である泡盛や黒砂糖に、長年深いご理解を示された発酵学の権威、故坂口謹一郎先生は、白砂糖と黒砂糖の違いを指摘するのに、白米と玄米を例に挙げておられます。白米には貴重な米たんぱく質やビタミン類とミネラルもわずかながら含まれていますが、白砂糖はすべて炭水化物（糖質）であることが、米と違い、大きな要点であると述べておられます。

元琉球大学学長で生物学者の故池原貞雄先生からも、大変興味深い体験談をうかがいました。植物の調査研究には、草木が生い茂り、ハブも生息する危険な場所へ行かれるとのことで、「調査で山に行くときは、必ずさとうきびの丈夫そうな太くて長いのを杖がわりに持っていく。そして山を登るときには杖がわりに、もう一本の足になってもらい、ちょっと危険だなと思う場所では、その杖でポンポンと藪を叩いて、ハブのような危険なものを追い払い、目的地へ着いたころは喉が渇き、疲れ切っているので、歯で皮を剥き、おいしい蔗汁をすする。それで、ストレスは解消し、喉の渇きも疲れも一気に吹っ飛んでしまう」とその効用を話していました。

元沖縄協会会長の茅誠司先生は、一九八三年一二月に沖縄国際大学で開催された、第五回南島文化公開講座「黒糖を見直そう～サトウキビ文化を求めて・地場産業化に向けて」と題したシンポジウムに、祝電とともにメッセージを送ってくださいました。

「幼いとき悪戯をすると、祖父に叱られて蔵の中に入れられました。するとそこに甕に入った黒砂糖を発見して、喜んでこれを嘗めて時を過ごしました。

黒砂糖幼き頃を忍びつつ　朝な朝なのコーヒーに入れる　誠司」

こうして聞き取り調査をおこなっているうちに、私の中で黒砂糖への夢が広がるのを実感しました。

黒砂糖に関する文献

次に、文献検索を始めました。文献検索を始めてみると、思いがけなく国内外の機関で黒砂糖についての興味深い研究が数多く報告されていることにびっくりしました。

ソ連のウラジオストックの医学研究所では、白ネズミを用いた「白砂糖または黒砂糖の入った食事を六〇日間与えた場合と、普通の食事を与えた時の虫歯の発生比較」により、虫歯の減少効果が証明されています。

表２　高地条件へ移って最初の１ヵ月の
適応中苦情の性質

苦　情	第 1 日	30 日 後	
		白 砂 糖	黒 砂 糖
頭　痛	18−30%	5−17%	3−10%
呼 吸 困 難	37−62	8−27	4−13
頻　脈	32−53	6−20	4−13
食欲の低下	46−77	4−13	1−3
疲 労 増 大	48−80	10−33	4−13
体 の 衰 弱	38−63	4−13	1−3

表３　白砂糖および黒砂糖の動物に及ぼす影響の
比較データ

事　項	白　砂　糖		黒　砂　糖
ハツカネズミの完全消耗までの作業時間の増加（1g中のSUA）	0		25−55
ストレス抵抗性	低　下		上　昇
血中の生化学的指標の変化（対照 100%）	糖	124	105
	コレステロール	149	103
	β−リポ蛋白質	164	100
胎児の損失（対照 100%）	175		69
ラットの虫歯の平均数対照に比べて増加率	12倍		6倍
ラットの平均寿命の変化（対照 100%）	87%（17.8ヵ月）		134%（25.5ヵ月）

表2に示したのは、人間のアダプテーションいわゆる適応性または順応性を、白砂糖と黒砂糖の比較で人体実験したものです。これはストレスに対する黒砂糖の効果を示す意味でも注目された研究ですが、同年齢の健康な若者六〇人を被験者に、黒砂糖群と白砂糖群の二つのグループにわけ、それぞれ毎日二〇グラムの砂糖を与えて一か月観察したものです。一般的に若者は適応性に富んでいますが、黒砂糖にその適応メカニズムを促進する物質が含まれていることが示唆されました。

その他、実験動物を用いたいくつかの生化学実験をまとめたのが表3です。ハツカネズミ（マウス）を水槽の中で泳がせて、完全に消耗するまでの時間を計ったり、ＳＵＡ（生活活性作用の刺激単位）を比較したもの、また白ネズミの平均寿命に及ぼす影響を観察したものなど、いずれの実験でも黒砂糖の効果は確認されています。黒砂糖の中に作業の効率をあげ、持続力を高めていく生活活性物質が含まれているということについて、研究者の考え方は一致しているようでした。

実は、これは長年黒砂糖を研究してきた私の実感ですが、飼育実験終了時にネズミを両手で取り上げただけで、白砂糖のネズミか黒砂糖のネズミかがわかりました。黒砂糖のネズミは体が締まっていて、力強く、抵抗の仕方がまったく違います。

毎年一二月の第一日曜日に開かれている「ＮＡＨＡマラソン」にはランナーのための黒砂糖が用意されています。以前、疲労し切っていたランナーに沿道の人が黒砂糖を一かけあげたところ、元気になって完走できたとのことで、以来用意されるようになったものです。

表４　動物実験の餌の割合

成　分	１群（対照群）コーンスターチ食	２群 白砂糖食	３群 黒砂糖食
コーンスターチ	70	－	－
白　砂　糖	－	70	－
黒　砂　糖	－	－	70
たんぱく質	20	20	20
脂　　質	5	5	5
無　機　質	4	4	4
ビタミン類	1	1	1

実験終了時の血清中の脂質濃度　(mg/dl)

コレステロール	71±1.8	89±1.8	74±1.6
中 性 脂 肪	82±9.3	152±4.6	93±2.8

最初の動物実験

最初の実験は「白ネズミの血清コレステロールおよびトリグリセリド（中性脂肪）に及ぼす砂糖の影響」というテーマで、ラットの血清脂質濃度に及ぼす影響を比較しました。

この実験では、１群の対照群で、エネルギー源としてコーンスターチ、たんぱく源にカゼイン、脂質源に白ネズミ専用のオイル（大豆油に肝油を混合したもの）とやはり専用に市販されているミネラル・ミックスとビタミン・ミックスを表４に示してある割合で混合し、与えました。２群の白砂糖食では、エネルギー源を、そっくりそのまま白砂糖に置き換え、３群の黒砂糖食では同様に粉状にした黒砂糖に置き換えて餌の混合をし、一か月間飼育しました。

ごはんやパン、麺などのようなエネルギー源としての糖質、たんぱく質、脂肪、ミネラル類の栄養素がバランスよくとれた食事を毎日摂取することは、私たちの健康を維持する上でもっとも大切なことですが、実験に用いる白ネズミの場合でもまったく同じです。

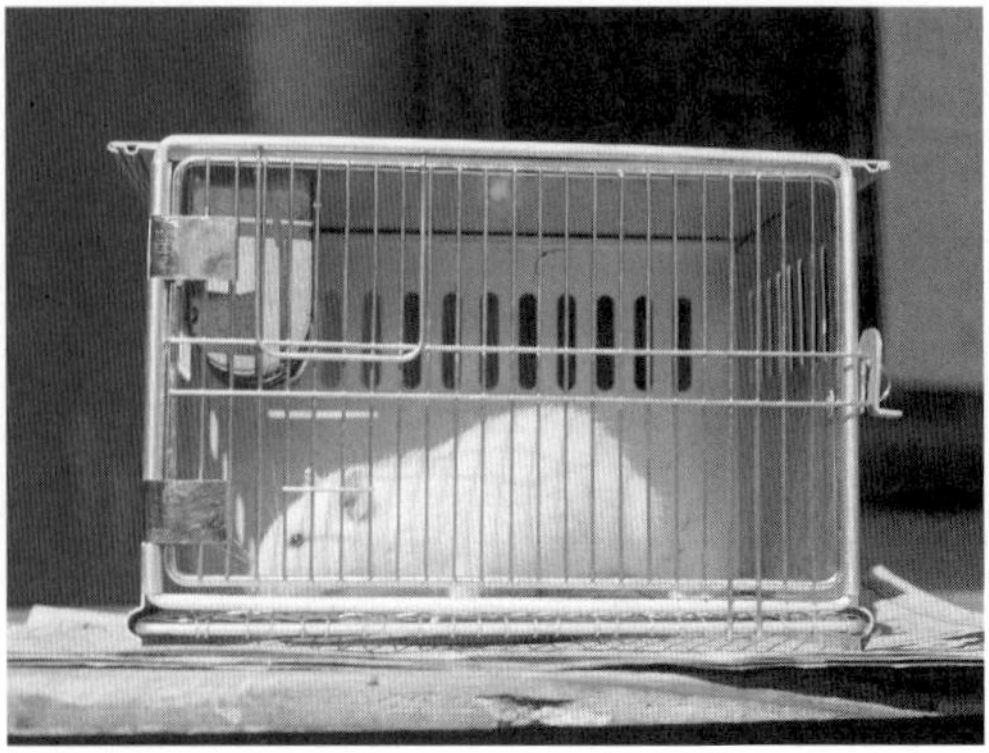
実験に用いられる白ネズミ

その後、白ネズミの血清中のコレステロールと中性脂肪の定量をおこないました。その結果、白糖食の白ネズミでは血清中のコレステロールや中性脂肪が顕著に上昇しましたが、黒砂糖食では対照群のコーンスターチ食とほぼ同値で、白砂糖食に比べ、統計的に有意な低下が認められました。このことにより、黒砂糖中に血清コレステロールや中性脂肪を下降させる成分が含まれているということが示唆されたのです。

そこで、実験に使用した白砂糖と黒砂糖の蔗糖量を分析したところ、前者はグラニュー糖で純度九九・九％であるのに対し、後者は純度八三・七％で、水分やその他の糖を差し引いてみると約五％の成分上の違いがありました。その五％に含まれている「なにか」がコレステロールを下降させるのであり、その正体を見極めるために栄養的な特徴の比較検討に取りかかりました。

また、同実験では飼料摂取量は白砂糖食と黒砂糖食はそれぞれ二一グラムでまったく同じですが、体重増加量は白砂糖食が一四グラムも多く、白砂糖が太りやすい食品の一つであるという結果も出ました。このことから、砂糖の摂取を制限されている高血圧や糖尿病の場合は、白砂糖より黒砂糖を使用したほうがよい、といえます。

黒砂糖のカリウム

表2に示したように、白砂糖と黒砂糖の大きな成分的な差は、ミネラル（無機質）とビタミンB類にみられます。中でも前述したように、黒砂糖のカリウムは白砂糖の一一〇〇倍も含まれています。カリウムには塩分を排泄してくれる働きがあり、特に高血圧を心配する人にはたっぷり摂ってほしいミネラルです。高血圧の患者が降圧剤を飲み続けると、カリウムの消費量が

高くなるという報告や、また、利尿剤を飲むと確実に尿中カリウム排泄量が高くなるという報告があります。

当時、米の摂取量が高い青森県や秋田県などの東北地方では、当然のことながら食塩摂取量も高く、したがって高血圧者が多いという疫学的なデータがあり、減塩運動を展開していました。しかし、青森県では食塩摂取量が高いわりには、周辺の他の県と比較して高血圧者が少ないという報告があり、これはカリウムを含むりんごを多食していることに起因すると考えられていました。一〇〇グラム中のカリウム含有量がりんごの一〇倍である黒糖では、普通のあめ玉くらいの大きさの約一〇グラムを毎日食べれば、その効果が期待できるのではないかと思います。

黒砂糖のトコフェロール

黒砂糖中の血清脂質濃度上昇抑制作用物質の存在を模索していたとき、昭和三十年代に脚光を浴びていたトコフェロール（ビタミンE）について、エーザイ株式会社が抗酸化作用の存在を示唆する研究をしていることを知りました。それらの資料を検証しつつ、次の実験として黒砂糖中のトコフェロールを定量すると同時に、黒砂糖食にトコフェロールを添加し、白ネズミの血清脂質に及ぼす影響を調べることにしました。幸い、白ネズミの餌に混合する高価なトコフェロール粉末試料は無償で提供してもらうことになりました。しかし、残念ながら、トコフェロールの添加は、コーンスターチを糖質源として用いたコントロール群では、血清コレステロールと中性脂質濃度を低下させ、その抗酸化作用は確認できましたが、黒砂糖食群ではその効果は認められず、したがって黒砂糖中に含まれるトコフェロールが血清脂質濃度の低下に関与しているとの説明はできませんでした。

実験をおこなうとき、初めに立てた仮説をズバリ支持するような結果が得られたときには、何とも言い表わしようのないうれしさと満足感でいっぱいになります。すでに解剖してしまい、空になったラットのケージに向かってつい手を合わせてしまうくらいですが、やはり実験動物は正直で、そううまくいくものではありません。しかし、研究者にとって、少々の失敗にくじけてしまう余裕はありません。むしろ失敗は成功の基で、先の実験でトコフェロールに血清脂質改善作用のあることがわかったのです。

そこで方向を変えて、ビタミンCやEを多く含むといわれている、沖縄の野草・薬草類に視点を合わせることにしました。長寿と食生活の関連をもっと広く深く研究することとし、沖縄で古くから長寿者が体にいいとして食している、よもぎ、にがな、アロエ、ゴーヤー、へちまなどの食材を試料として凍結乾燥粉末にし、白ネズミの餌に混合して投与した後、それらが血清と肝臓脂質濃度に及ぼす影響を検討しました。

これら一連の実験からも興味深い結果は数多く得られたものの、黒砂糖の効果に比べると大きな期待を満たすほどのものではありませんでした。いずれの食品も血清総コレステロール値で低下傾向を示したものの、黒砂糖ほどの顕著な差はみられませんでした。

黒砂糖のワックス

そんな中、「植物に広く分布するステロール、いわゆるシトステロールの重要性」に関する研究報告が目にとまりました。一般に植物にはその表皮に保護物質としての脂質成分が存在します。大抵の植物では、その葉の表面に水を垂らすと水滴となってころころ転がっていきますが、これは葉の表面にある脂質成分が水を弾く現象です。甘蔗（さとうきび）にも、表皮に保護物質としての脂質成分が含まれていますが、黒砂糖の段階でこれら茎皮に由来する脂質成分の大部分が残留していることがわかりました。そこで、再度希望と勇気を奮い立たせて、黒砂糖脂質について検討することにしました。これは、最初の研究を学会誌に発表してから五年後のことでした。研究を進めるに当たり、脂質研究で造詣の深い九州大学食糧化学工学科栄養化学教室の菅野道廣先生のご指導を仰ぐことにしました。

黒砂糖の製造過程で混入するさとうきびの茎皮の脂質成分は「あぶら」とよばれ、すでに製糖業従事者にはよく知られていました。農作業で荒れた手にサーターヤー（製糖工場）でもらった「あぶら（蔗汁を炊き込むときに上層に溜まるあぶく様のもの）」を塗ると肌荒れが直ったという話も聞きました。

まず、甘蔗の茎皮に付着している白色の物質を採取して白ネズミに与えたところ、食餌摂取量、体重増加量および肝臓重量にはほとんど影響はみられませんでしたが、血清脂質濃度は統計的に有意に低下しました。そこで、この甘蔗茎皮成分を詳細に分析することにしました。

甘蔗茎皮成分の分析と一口に言っても、その試料の収集はとても大変な作業です。製糖工場に運び込まれたさとうきびの大きな束を、工場の一室に持っていき、アルバイト学生を七、八人動員して、片刃かみそりで一本一本の表皮をこそげとらなければなりません。実に時間と忍耐を要するもので、幾日も幾日も製糖工場通いをしました。

これらの表皮物質は、実験室でていねいに夾雑物を取りのぞいた後、脂質抽出に供します。このように複雑な過程を経て、茎皮に含まれる脂質の主成分であるワックスと長鎖アルコールを分離精製して、白ネズミに与えたところ、成長には何ら影響を及ぼすことなく、ワックス成分が血清および肝臓脂質濃度を有意に低下させることが明らかになりました。血清と肝臓でコレステロールおよび中性脂肪を降下させる、甘蔗茎皮成分中の作用物質を発見したときのうれしさは言葉では言い表わせないもので、実験室で一人両手を高々とあげ、万歳を唱えたのを懐かしく思い出します。その後、この黒砂糖中のワックスの特殊構造を解明し、これらを「沖縄産甘蔗成分の白ネズミ血清および肝臓脂質に及ぼす影響」としてまとめたのが、私の学位論文です。

ワックスについて化学用語辞典をひもとくと、「ろう」の項に［油］wax、狭義には高級脂肪酸と高級アルコール類のエステルで固形のものをいう、とあります。

ワックスとは、「蝋（ろう）」のことで、動物では鮫油や蜜蝋などがあり、植物では米、小麦、さとうきび等に含まれます。また、ワックスはもっとも脂の性質が高く、水を弾く力が強いのです。したがって、さとうきびでは照りつける太陽に対して、葉や茎の表面で水分の蒸散を防ぐ役割も果たしています。

論文発表と同時に、茎皮ワックスが「ケイン・ワックス：cane wax」という名称で海外でも知られるようになりました。また、国内ではエーザイ株式会社を通して、特許も取得することができました。しかし、残念ながら当時の黒砂糖の製造は離島の小さな工場に限られていて、健康長寿への大きな効果も現在のように広く知られていませんでした。その後、月桃の総合利用に関する種々の実験をおこなった際、月桃の場合でも「あぶら」の成分により、含量はわずか一％くらいとはいえ防蟻剤や芳香剤として極めて有効であることがわかりました。

糖尿病と黒砂糖

一九八〇年代後半の日本では急速に糖尿病罹患率が上昇し、糖尿病予備軍も急増している状態でした。茎皮ワックスの高脂血症への影響を報告した後、ストレプトゾドシンという特殊な薬剤を用いて、糖尿病ラットをつくることに成功し、沖縄の健康食素材の糖尿病改善効果を究明する実験を始めました。実験では糖尿病モデルラットをつくることから始め、まずストレプトゾドシンという試薬を白ネズミの静脈に注入し、膵臓のインシュリンを分泌するランゲルハンス島のβ－細胞を壊してしまいます。この場合、一時的にインシュリンが血中に入り込み、低血糖に陥る危険性がありますので、人間でいえばＩＣＵにいる状態で観察を続けます。低血糖になると、すぐにブドウ糖を腹腔内に注入し、慎重に糖尿病モデルラットをつくるのです。

まず、医学部保健学研究科の学生に、「沖縄産純黒糖が糖尿病ラットにおよぼす影響」という課題で研究してもらいました。当時、私は保健学科大学院研究科も兼任していたので、糖尿病がご専門の普天間弘先生のご指導を仰ぎながら実験をおこないました。

その結果、茎皮ワックスは糖尿病ラットでもその効果を確認することができました。この実験は、体重がほぼ同じラットを基本食、白砂糖食、黒砂糖食、タイ産黒砂糖食の四群にわけておこなったものです。その結果、沖縄産純黒糖を与えたラットでは、糖代謝に対する砂糖の悪い影響が抑制され、糖代謝への効果が期待されたことと、加えてＨＤＬ（善玉）コレステロールが有意に増加しました。これは糖尿病血管障害合併症の一つである動脈硬化を防ぐ因子が含まれていることを意味するもので、画期的な発見だと思いました。

糖尿病に砂糖の摂取は禁物ですが、その症状の度合いによっては一日に一かけか二かけぐらいの甘味を楽しむことも黒砂糖であれば可能な気がしました。

黒砂糖のほか海藻類、バガス、野草・薬草類を試料に用い、同時にトレッドミルという運動負荷を施しながら飼育する特殊のかごを使って運動の効果についても調べました。これまでにも、高脂血症や糖尿病などでの運動の有効性について、広く認められていましたが、私どもの実験でも餌より運動のほうが影響因子として大であることがわかりました。

ケイン・ワックスの研究、その後

せっかく取得した沖縄産黒砂糖茎皮ワックスの特許も有効期限の二〇年が経過し、とっくに期限切れとなってしまいました。しかし、近年再びケイン・ワックスが虚血性心疾患や脳卒中などに有効であることが報告され、世界的に注目を浴びています。

虚血性心臓病患者を対象とした研究では心機能の改善作用が認められており、さらにこの効果は、血中コレステロール値の低下と血液凝固能の改善も伴っていたということです。「これらのエビデンスから、ポリコサノール（最近ではこのように呼ばれています）は脳卒中や深部血栓症の予防や狭心症患者での最大酵素摂取量の増加に寄与することが示唆された」と国際臨床薬学研究学会誌にも報告されています。その他にも、国際的な臨床試験の結果報告が二〇以上もあり、今後の抗脂血症治療剤としても多くの研究者が興味を示しています。

三〇年以上も前に沖縄産の黒砂糖から抽出した物質が、いま世界的な研究対象となっていることを知り、この上ない喜びを感じるとともに、この小さな亜熱帯島嶼県沖縄が健康長寿の基となる素材を数多く保有する「宝の島」であることを実感しています。

黒砂糖の将来性

私自身も毎朝の牛乳に入れるなど黒砂糖を愛用していますが、決して白砂糖を否定しているのではありません。料理によっては白砂糖でなければならないものや、白砂糖がより一層おいしさをプラスしてくれることもあります。特に、和食の酢の物やすし酢の味付けなど白砂糖でなければならない料理はたくさんあります。摂りすぎないように気をつけながら、黒砂糖を使用してもさしつかえのない料理には黒砂糖を使うというように、その使い分けを工夫することが大切です。まずは先入観を持たずに、煮物、コーヒーやお菓子づくりにも黒砂糖をどんどん使っていただきたいと思います。

黒砂糖がすぐれた食品であることがわかったわけですが、黒砂糖さえ摂っていれば生活習慣病が防げるというのではありません。あくまでも黒砂糖はその一因であり、大切なことはやはりバランスのとれた食事をすることです。

一般に黒砂糖の効果として①強い骨と健康な歯を保つ、②心臓の規則的な鼓動を維持する、③不眠症を和らげる、④体内の鉄の代謝を助ける、⑤神経系統、とくに刺激の伝達機能を促進する、⑥生活習慣病への抵抗力を増す、特に高脂血症を改善する、⑦貧血の治療と予防がみられる、などが挙げられます。

昨今の世界的な健康ブームの中、黒砂糖の加工分野で開発が進み、従来の板状やブロック状の固形だけでなく、溶けやすく、料理に使いやすい粉末の黒砂糖も手に入るようになりました。

また、独特の風味を生かして製菓原料にも用いられ、黒糖入りのパンや黒糖風味のちんすこう、カステラなどが商品化されて好評です。その他、再生糖、焼酎、化粧品、調味料などさまざまな用途で開発されています。砂糖離れがいわれて久しく経ちますが、黒砂糖は二一世紀に生き残れる食品、と確信しています。

第五章　栄養学との出会い

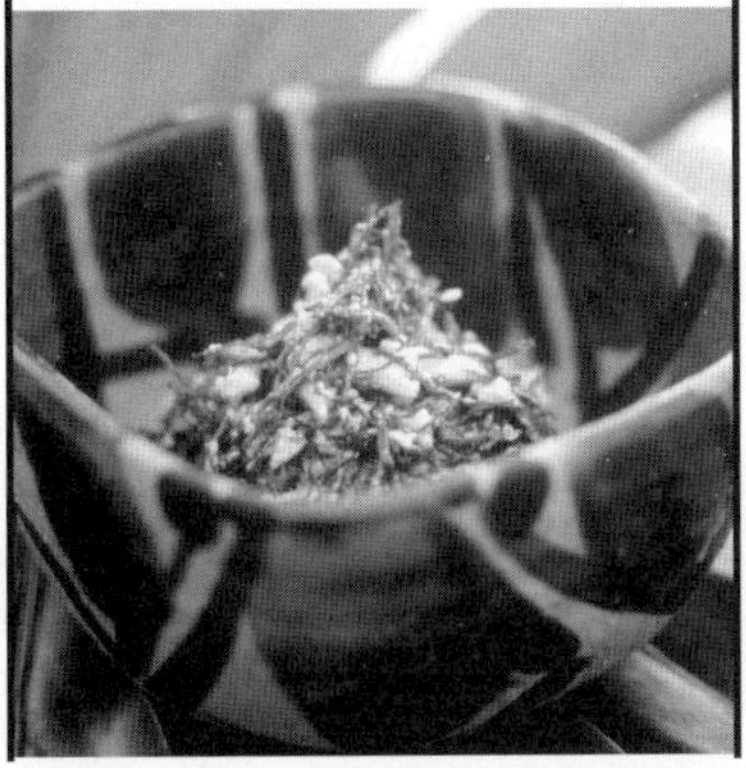

第一節　米国留学と栄養学

栄養学との出会い―栄養生化学実験の草分けとして―

古き良き時代の米国

去る大戦で、地上戦の場となり、文字通り焦土と化した沖縄が復興へ向けて歩み始めていた一九五二（昭和二七）年、古き良き時代の米国に留学しました。

半世紀以上も前のことですが、初めてのワンマンバス、自動販売機、オーブンで温めてテレビを楽しみながら食べる冷凍レトルト・フルコース食（ＴＶディナー）、アイスクリームだけでたくさんのメニューがある街角のドラッグストアに加え、家庭内の電化製品は電気ストーブ、掃除機、洗濯機、乾燥機、コーヒーポットはパーコレーターと合理的なものばかり。見るもの、聞くもの、口にするものすべてがショッキングなほどの刺激となって私を圧倒しました。

大学でも、日本人の学生は少ないころで、教授や学生も親切に接してくれましたし、学寮も現在とは違い、男女別々の場所にあり、その規則や門限も厳しいものでした。当時から週休二日制で、金・土曜日の門限は午前〇時、日曜日は午後一一時で週日は午後一〇時でした。それに、毎日門限の五分前には寮母（ハウスマザー）が入り口に立って閉門の準備を始めます。定刻に門は閉じられますが、一分遅刻するごとにレイトミニッツ、いわゆる遅刻分数が記録され、一週間で一五に達すると次の週末は外出禁止となりました。デートで忙しい学生は、何とか一四で乗り切るのだと冗談混じりにしゃべっていたのを懐かしく思い出します。

英語の特訓クラス

米国での学生生活を始めた当初、言葉のハンディキャップはいかんともしがたいものでした。受講中の教授の流ちょうな英語はほとんど理解できず、すばらしいクラシカル・ミュージックのように心地よく響いてきました。ときどき「オキナワ」とか「ヒロコ」という声とともにクラス中の学生の視線が一斉に私に向かってくると、顔では笑みを浮かべうなずきながらも、冷や汗とともに体中が硬直してしまうことがたびたびでした。

道でクラスメートや先生に話しかけられてもほとんど意味がくみ取れなかったことから、最初の六か月間は英語の特訓クラスで個人指導を受けることになりました。英語の読解力を向上させるためのトレーニング・マシンに、比較的大きな字で書かれたお伽話など、やさしい文体の用紙を載せ、教授はスピードをセットし、スタート・スイッチを押すと「はい、始めましょう」の声とともに部屋を出てしまいます。この機械の表面には商店街や車庫などで見かけるシャッターのようなものが取り付けられていて、それが一定の速度で下りてくる仕組みになっています。素早く読まないとたちまちシャッターで覆われてしまい、最初のころは緊張と恐怖感で読み始める前に数行がカバーされてしまうのでした。また、縦書きの読書に慣れている者にとって、慣れない英文を目を横に移動して読むのは至難の業でした。独りぼっちの孤独なトレーニング・ルームで、後悔にも似たような複雑な感情と闘いつつ時を過ごすのはとても辛いものでした。しかも、教授は機械が止まるころになるときちんと部屋に戻ってきて、教材の内容についての質問を次から次へと浴びせます。もちろんほとんど読めないままにシャッターは下りてしまったのですから、答えられるはずがありません。いまだかつて味わったことのない、劣等生の自分が惨めであまりにも情けなく、涙が出て止まらなかったことをはっきり覚えています。

自分で選んだ海外留学であっただけに、いまさら遠い遠い沖縄に帰るわけにはいきません。とにかく教授に相談して幾冊かの本を借り、図書館で暗記するくらいまで読み続けました。ひょっとしたら次の日にマシンの上にのっかるかも知れないと思うと、勇気は湧き、心が和みます。

その上、図書館では私語は許されないので英語で話しかけられる心配もないし、私だけの「ゆとりの時間」が持てました。

予め読んだものだとイライラせずに落ち着いて読めますし、質問の答えとなりそうな部分に注意を配る余裕さえ持てました。いかに予習が重要であるかを、この体験を通して学ぶことができました。後に、琉球大学で教鞭を取ったとき、落ちこぼれになりそうな学生の気持ちがよく理解できましたし、それに相応しい指導ができたのも、このような貴重な留学体験の賜物だと思っています。

一九五四（昭和二九）年末、やっとの思いで学士号（Bachelor of science）を手にすることができました。心身ともに苦しみ、血のにじむような努力を重ね、ノイローゼ寸前の状態を乗り越えての卒業であっただけにその喜びは格別なものでした。

卒業式を前に、美容室でヘアカットをしましたが、それが私にとって最初で最後の留学中の美容室でした。というのも、当時からアメリカの美容室は予約制で、しかも高価でしたので、留学生の身ではとても行けるところではありませんでした。このことからも、最初の卒業、いわゆる学士号の取得が私にとっていかに大きな喜びであり、達成感であったか理解していただけると思います。

大学院への進学

大学院では「Food & Nutrition 食品と栄養」「Home Management & Child Development 家庭管理学と子供の発達学」「Art & Design 生活美学」のいずれかを選ぶことができました。当時、兄が臨床心理学を専攻していた影響もあってか、児童心理学や子どもの発達等の分野に興味を抱き、大学院での専攻についてはほとんど確定したも同然でした。そこで、大学院入学までの期間にまず大学附属の「Nursery School 保育園」での教育実習に登録しました。

前半は専任の教授の下でいろいろなことを学べて楽しかったのですが、後半の実習では主任として一週間のプログラムを作成し、責任をもって安全にそして立派に保育園のすべてを采配しなければならないということになって、初めてそれが至難の業だということがよくわかりました。そのときほど、「三つ児の魂百まで」という日本のことわざを身に染みて感じたことはありませんでした。人間の生まれ育った環境、それを創造した歴史、文化、慣習などがその個人のものの考え方や行動を含むすべてを大きく支配するという事実を目の当たりにしたのです。保育園にいる三歳児たちが、既に私とは違う立派なアメリカ人であることを学ぶことができました。加えて、幼児語の多様さや難しさなど、いかに私の予備知識が甘かったかに気づかされました。

結局、大学院入学が許可され、専攻を決めるころには「栄養学」となっていました。幼いころから母が食べものには大変気を配ってくれていたものの、戦時中の食糧難や戦後の配給制を経験した直後の富める国、米国での「食」に関する分野だけに新たな興味と好奇心で胸をふくらませました。

栄養学とその歴史

世界的にみて、一学問分野としての「栄養学」の歴史は約二〇〇年で、一八世紀末から一九世紀はじめにかけて、フランスの生理学者ラボアジェによって初めて本格的に科学としての体裁を整えたといいます。

一方、日本では鈴木梅太郎先生（明治七年生）が東京帝国大学農学科を卒業後渡欧し、チューリッヒで有機化学を勉学、その後ベルリン大学でフィッシャー教授に師事して、たんぱく質を研究し、一九〇六（明治三九）年に帰国したころに遡り、約一〇〇年の歴史といえましょう。鈴木博士は、帰国に際し恩師から「帰国後は日本独特の食についての研究をおこなうように」とのアドバイスを受けたそうです。これが後に米ぬかのアルコールエキスであるオリザニン（ビタミンB_1）の発見につながったのです（一九一〇［明治四三］年）。この研究は、白米を主食とした日本人の体位の向上、脚気や多発性神経炎に有効な成分の発見など、世界的にも注目を浴びました。

その後、研究分野としての栄養学は、主として栄養生理学・栄養生化学の面で基礎医学と結びつき、医学部の中でわずかに取り扱われていました。

日本栄養・食糧学会の六〇周年記念大会が二〇〇六（平成一八）年五月に開催され、私は功労賞を受賞する栄に浴しました。同学会の創始者は佐伯矩《さえきただす》先生で、一九二二（大正一〇）年、大学の医学部の生化学や農学関係の先生方が年一回集まり、研究発表をおこなったことに始まるといいます。その後、一九三四（昭和九）年に日本医学会総会で初めて正式に医学会の第一四分科会として参加することが認められたものの、戦中・戦後の混乱期を経て、やっと「昭和二十二年一月、志を同じうするものが大同団結して、食糧の生産や供給改良等にあたる諸方面の賛助の下に発足した」と記されています。日本栄養・食糧学会が医学と農学分野の融合によって発会したことがわかります。

栄養学に感動

日本では栄養学が医学部や農学部の中でわずかに取り扱われていたころ、ミシガン州立大学大学院の栄養生理学入門のクラスでは、学生が四グループに分かれて動物実験をおこなっていました、それぞれ白ネズミにビタミンA、B_1、B_2欠乏食餌を、またモルモットにはビタミンC欠乏食餌を与え、約一か月間飼育します。ビタミンCだけモルモットを用いるのは、実は白ネズミは体内でビタミンCを合成できますが、モルモットは人間同様体内でビタミンCを合成することができないからです。

毎日、餌の摂取量や体重測定をおこない、実験動物の状態を詳細に観測し、きちんと記録します。一か月後に、各グループがそれぞれ欠乏症状の現れた動物を持ち寄り、討論するのですが、ビタミンA欠乏ラットは飼育開始後二週間目あたりから素手で触れられないくらい凶暴性をおびてきました。片やB_1欠乏ラットは、初めのころは元気で素直だったのが次第に気力を失い、かごの中でゴロゴロ寝ているばかりで足腰がおぼつかなくなります。これが脚気症状です。また、B_2欠乏ラットは気力はあるものの、目や耳のまわりや口元に皮膚炎が見られるようになります。これが独特の欠乏症の口角炎や皮膚炎です。

ふだん何気なく口にする食べものが、いかに人間の体や人格形成に重要であるかを実際に実験動物を飼育しながら理解していく過程は、極めて感動的でした。

修士論文のテーマは沖縄の食

学問分野としての栄養学に感動を覚え、修士論文のテーマもいろいろ頭に浮かび迷いました。そんな時、指導教官で学部長だったマリー・ダイ教授から「沖縄へ帰国後、役に立つ題材を考えるように」といわれました。鈴木梅太郎先生がフィッシャー教授から授かったアドバイスとまったく同じでした。

欧米における大学教育は、単に研究教育のみでなく、貴重な知識は即地域に還元し、地域住民の生活向上に役立たせるのみならず、大学が地域と密接につながるべきだという、研究・教育・普及の三本柱から成っています。

当時の沖縄の栄養状態は、現在の飽食の時代からは想像もつかないくらい悪いものでした。特にたんぱく栄養失調は世界的な関心事でしたし、豆腐を多く摂取する沖縄のことを念頭において、豆類および穀類中のたんぱく質の栄養価とその補足効果に関する研究を白ネズミ一〇〇匹余を用いて実験し、論文を完成させました。

この論文は、私たちの成長・発育にもっとも重要で不可欠の栄養素であるたんぱく質について、動物性たんぱく質にも劣らないアミノ酸組成を植物性食品でいかに効率よく、栄養効果を高めた形で摂ることができるかというのを、白ネズミの発育と血液性状および実験後の解剖による内臓の状態などを通して検証したものです。

当時の沖縄のエンゲル係数は五五・一と極めて高く、経済的な面からも効率よく栄養効果を発揮できるように食品を使用することが大切でした。そこで、大豆たんぱく質に米と麦のたんぱく質を補足することによってその効果が最高となる比率を、生化学実験を通して発見したのです。この実験結果は、後に琉球大学農家政工学部の紀要にも報告し、学童や住民の栄養指導の中でも活用しました。

食生活が欧米化し食品が豊富となった今、肉類の摂取量を減らして野菜類や海藻類を多く摂取するような指導をおこなっていますが、特に主食である米に雑穀類を混合したり、同時に大豆および大豆製品の摂取を奨励する最近の食の風潮をうれしく思います。

沖縄における栄養学の草分けとして

帰国後、私は琉球大学に採用され、首里キャンパスで栄養学関連教科を担当しました。まず、去る大戦で貴重な食関連資料のほとんどを失った沖縄における「食教育」の資料づくりとして、「沖縄における学童の栄養状態調査」を実施しました。恩師である琉球大学教授の新垣博子先生や先輩の外間ゆき先生が中心になって地域との連携をとっていただき、医師の故稲福盛輝先生が体位・体力等の医学面を担当されました。首里の城西・城南・城北小学校をはじめ、学校給食の影響や完全学校給食実施前後の比較、伊江島西小学校など、七編の調査研究報告を作成しましたが、それらが沖縄の学童の体位の向上と栄養改善に大きく貢献したものと自負しています。

同時進行で、私自身は沖縄独特の食素材についての生化学実験を三〇年近く続けました。実験研究には、先達の貴重な教えを科学的に解明するという大きな夢があり、人生でもっとも充実した時期でした。同時に、沖縄の栄養学分野の確立と長寿県沖縄の解明とその基礎資料づくりにも貢献できたと思います。

近年、沖縄県民の健康状態が大きな問題となっていますが、このことについては二十年余も前に、私たち琉球大学食物学研究室では「沖縄の長寿危うし」という警告を発していました。時すでに遅し、という感は否めませんが、百歳長寿者が伝承した貴重な教訓を今一度思い起こし、次の世代へ伝えていこうではありませんか。

日米事情の様変わり

巨大な軍用船で一六日間の航海の末、不安と希望を胸にアメリカの土を踏んだのは一九五二（昭和二七）年七月でした。今では珍しくも何ともないワンマンバス、自動販売機、レトルト食品などすべてがショックに近いほどの刺激となって私を圧倒しました。小さな子どもたちの話す流暢な英語を耳にしては感心をし、うらやましく思ったものです。

当時のアメリカでは、日本女性イコール、ジャパニーズ・ワー・ブライド（戦争花嫁）で、良妻賢母でやさしく、従順というのが一般的なイメージでした。

言葉、生活習慣などすべての面で大きなハンディキャップを背負いながらの大学生活は苦しく、心に巣くった劣等感は日々増大していきました。唯一の救いは数学のクラスで、黒板の連立方程式の練習問題を解いていると、隣に座っていた成績優秀な男子学生がとてもうらやましそうな目でじっと私の鉛筆の動きを追っていました。苦手ながらも、微分積分まで日本で学習してから渡米したので、英語がわからなくても内容は理解できたし、問題も簡単に解けました。今になって考えると、数学のおかげで苦しさを乗り越え、五年近くも異国で頑張れたのだと思います。未知の世界を次々と開拓するスリルと人生における謙虚な気持ち、また、学問への怖れを身につけることができた貴重な五年間でした。

あれから三十年余の歳月が流れ、再び母校のミシガン州立大学で約一か月の研究生活を送る機会に恵まれました。滞在中、二つのセミナーを担当し、同時に栄養生化学の分野で重要な、放射性同位元素を用いた白ネズミの実験法を修得しました。

週末になると、懐かしいキャンパスを足腰が痛くなるほど歩き回りました。一九五三（昭和二八）年から二年間暮らした女子寮を訪れたときは、まるでタイムマシンに吸い込まれたかのようでした。当時とほとんど変わらぬたたずまいに、夜の一〇時半の門限など厳しい寮則のことなどが思い出され、いつしか感激の涙で視界がぼやけて見えました。

住んでみると、アメリカの学生事情はすっかり様変わりしていました。近くに学生寮があり、窓を開けると脳の髄まで響き渡るくらい大きなステレオ・サウンドのロック・ミュージックが聞こえてきます。その上、エネルギッシュな若者たちの騒ぎ立てる声が入り交じり、それが明け方まで続きます。不眠症になってはたいへん、と窓を閉めると、セントラルヒーティングは暖房が効きすぎて、沖縄育ちの私でさえ暑くてやりきれません。学生たちの自由な振る舞いに歳月の流れをしみじみ実感させられました。今日のアメリカの学生寮はほとんどが男女共用で、男女が同じ階、または隣同士に住んでいることも珍しくなく、門限とてありません。自分の好きなように、自分の責任において大学生活を送っています。三十年余前の寮則の話でもしようものなら彼らはショックを受けるに違いありません。

そういえば、日本から飛行機で約一六時間後にはミシガン州の首都ランシングに着きました。時差があるので、日本を発った同じ日にアメリカに到着したことになります。一六日と一六時間の差は大きく、地球がずいぶん狭くなったように感じられました。

食をとりまく環境も様変わりしていて、街の普通のレストランでも入り口で「スモーキング？ナンスモーキング？」と聞かれ、禁煙席が広々と取られています。タバコを吸う人は肩身の狭い思いをするのでは、という雰囲気です。さらにテーブルの上には「空気をきれいにすることに御協力いただき、有り難う」と書かれた小さなメッセージ・ボードが置かれています。また、メニューにしても、低塩食、低エネルギー食などがあり、コーヒーもレギュラーとカフェインぬき、が準備され、食べる人のニーズに応え、安心して外食ができるようになっています。そして、今や、ほとんどのアメリカ人は日本型の食生活を健康的だとうらやましがります。

三十年余で立場がまったく逆になったような気がして、改めて「いつまでも初心を忘れまい」と固く心に誓ったのです。

豚足との出会い

一九五二（昭和二七）年六月、巨大な軍用船の甲板から、ホワイトビーチの岸壁で見送る家族の姿が見えなくなるまで手を振り涙したのが、私の米国留学の始まりであり、勉学の原点ともなりました。小学三年生のときに小学校は国民学校と名を改め、六年生のとき一〇・一〇空襲でわが家が焼け落ちるのを目の当たりにしました。その後も、ほとんど学びの場らしきものを与えられないまま、終戦を迎えたのです。戦後、疎開先の大分から沖縄へ引き揚げ、廃墟と化した首里での生活は、今では想像もできないほど貧しいものでした。そんな中から、いきなり一六日をかけての太平洋横断の船旅は、まるっきり別世界でした。

船内にはプールや映画館があり、娯楽室、豪華な食堂など船上とは思えない空間でした。食事は三度三度、大きな見開きのメニューから選ぶのですが、そのほとんどがこれまで見たことも聞いたこともない料理です。若くて好奇心旺盛な私たちは、毎日違う料理を注文し、スリル満点の食事を楽しみました。

そんなある日、同行の赤嶺（旧姓屋富祖）さんが、メニューの中に「pig legs（豚足）」とあるのを見つけ、「沖縄の足ティィビチかも?」と注文することにしました。それまで一度も足ティィビチを口にしたことのなかった私は、その料理名に少々不安を感じたものの、これも貴重な体験と思うことにしました。やがて目の前に出されたそれは、大きな皿にほっそりした豚足が二本のっかったもので、船の揺れとともに、右に左にころころと転がっていました。

後に、それがドイツの代表的な煮込み料理、アイスバインであることを知りました。今や沖縄の代表的な長寿食であり、良質のコラーゲンを豊富に含んでいることから特に足腰の悪い人に効果があるとして重宝がられている足ティィビチとは、姿・形・味のすべてにおいて異なっていました。

コラーゲンは動物の組織を支える役割を持つ繊維状のたんぱく質で、特に骨、皮膚、血管壁に多く、体たんぱく質（体成分として同化されたたんぱく質）の実に三分の一はコラーゲンです。水を加えて加熱すると変性してゼラチンになることはよく知られています。また、泡盛を加えると保湿性が高まります。

琉球大学に在職中、沖縄県栄養士会と提携して「沖縄における長寿者の食生活に関する研究」に取り組んだ際、耳皮サシミ（ゆでた豚の耳を千切りにした後、塩もみをして臭みを抜き、ピーナツ酢味噌和えにしたもの）、足ティィビチ（脂抜きをした豚足を昆布、大根などと煮込んだ汁物）、ナカミの吸い物（独特な方法で下処理をした豚の内臓の鰹だし仕立て）を凍結乾燥粉末にしたものを白ネズミに与え、その効果について生化学実験をおこないました。その結果、豚足のコラーゲンが有効に血清と肝臓中の脂質を低下させることが分かりました。

沖縄では、豚一頭を余すところなく調理するという「肉食文化」が発達し、現在でも長寿料理として伝承されています。五十年余も前に船上で出会った「豚足」を、沖縄の健康長寿食素材として、日々その普及に努めている自分の姿に、なにか因縁のようなものを感じる今日このごろです。

トーフーの世界的躍進

私が米国へ留学した一九五二（昭和二七）年というと、沖縄は米国の統治下にあり、配給物資・物々交換の時代からやっと米軍発行の軍票（換算レート一二〇B円対一ドル）が通貨として流通しはじめたころでした。パック詰めされたレーション（野戦用携帯食糧 Ready-to-Eat）など米軍からの払い下げ食品が日々の糧でした。そこからいきなり、ステーキやハンバーグ、ホットドッグ、アイスクリームなどが巷にあふれる、富める国米国に行ったのです。

最初の学期は、英語の能力をあまり必要としない、Art, Living, Mathematics, Food Demonstration の四科目を登録しました。ある日、フード・デモンストレーションのクラスで「沖縄ではどんなものを食べますか?」と聞かれ、とっさに「すきやき」と答えてしまいました。言葉のハンディキャップをはじめ、劣等感の塊であった私の、精一杯の抵抗だったのかもしれません。

くだんのクラスで、豆腐について発表することになりました。当時、大学街で豆腐を見かけることはほとんどなく、わざわざシカゴから取り寄せ、準備万端で壇上に登りました。豆腐を

Soybean curd いわゆる大豆たんぱくの凝固物という表現で説明しましたが、アメリカでは大豆は油を絞り、その搾り滓を家畜の飼料にしていましたので、敗戦国民は家畜の飼料を食べているのだと誤解され、豆腐の素晴らしさを伝えられずに悔しく悲しい思いをしました。

それから三〇年を経て、母校のミシガン州立大学に客員教授として招かれ、ゼミと研究に従事する機会に恵まれました。同じ研究室にマーク・マシーナという若い研究生がいて、大豆たんぱくの抗ガン作用についての生化学実験に取り組んでいました。彼は後に大豆たんぱく研究の国際学会長となります。そのマークが、毎朝夫婦で豆腐を食べていると得意げに話していました。食べ方を聞くとこれがまた面白いのです。冷奴風ですが、醤油と薬味ではなく、ジャムをのせるというのです。以来、私は「jam on Tofu」というニックネームで彼を呼びました。

帰国後、骨粗鬆症モデルラットで昆布と豆腐の骨密度への影響について生化学実験をおこないました。実験では、ミネラル類の含有量は昆布が高いものの、骨の強度テストや骨密度などでは豆腐が統計的に有意に高い値を示しました。明らかに豆腐に含まれるカルシウムの吸収率が昆布より高いということなのですが、残念ながら、そこから先に研究を進めることができませんでした。後に、イソフラボンに関する論文で、その化学構造がエストロゲンと類似することを知り、納得しました。

二〇〇〇（平成一二）年七月に開催された沖縄サミットに先立ち、外務省の依頼で、主要五か国を訪問し「沖縄の食文化と長寿」について講演をおこないました。日本一の長寿県（当時）である沖縄の食文化を紹介し、豆腐摂取量が日本一高いことにも触れましたが、カナダのオタワ、ワシントンDC、ローマ、ロンドン、パリ、いずれの地でも「トーフー」はそのまま世界共通語として通用し、しかも驚いたことに健康食品として広く認知されていました。五十年余も前の Soybean curd という語で理解してもらえなかった惨めな体験が浄化され、懐かしく思い出されました。

日本人の食は欧米化の傾向をたどっていますが、一方、欧米人の食が日本化しているのも事実です。特にアメリカでは、健康食イコール日本食という認識が通用しています。まずは、世界的躍進を遂げた「トーフー」に称賛を贈りたいと思います。

私の書架から（『松山王子尚順遺稿』山里永吉編　尚順遺稿刊行会）

　長寿食として沖縄の食文化が注目を浴びています。沖縄に生まれたものとして、大きな誇りであり、同時に後世に伝える責任を感じています。残念ながら、沖縄の食文化について歴史的・実証的に体系づけられた著書はあまり多くありません。そんな中で、折々に読んでいて、その都度、新しい発見があるのが『松山王子尚順遺稿』です。

　私事で恐縮ですが、著者は私の義父で、一九五六（昭和三三）年に尚家に嫁いで以来、周囲の方々から「食文化に関しては尚順男爵の右に出る人はいない」と言われ続けてきました。義父、尚順は琉球王朝最後の王、尚泰王の第三子として一八七四（明治七年）首里城内で誕生し、後に松山御殿（マチヤマウドゥン）を創設しました。残念ながら沖縄戦で亡くなられ、直接お目にかかることはできませんでしたが、それだけに義父を想うよすがとして、私にとってかけがえのない本なのです。

　本書は一九七六（昭和四四）年に出版されました。書画、骨董、園芸、料理、古酒など多岐にわたる随筆が収録されています。中でも、「鷺泉随筆（一）豆腐の礼賛」では、食の文化としての沖縄豆腐を知ることができます。ちなみに、鷺泉は義父の雅号です。

「(前略) 食味の如きも此例に洩れず真の美味珍味なるものは、決して遠い山や海ばかりから出るものではなく、一番安価にして何よりも手に入れ安く、山間僻地、而《しか》もシケでも降りでも構わず、大抵の処にては間違いなく得られるものに最上の珍味があるのである。

夫《それ》は貴賤となく吾人の毎日程も口にする豆腐である。処が此の珍味は余りに得易いから、世間の人は古今を通じて珍重どころではなく此を好む人はすきとは見ずに、却って吝嗇《りんしょく》からでも出て務めて安価のものを食っている様に軽蔑さるる有様である。今頃の人は覚えぬかも知らぬが、吾輩の若い時分には豆腐好きにはトーファーという綽名《あだな》まで附けて嘲ったばかりでなく、人前で弁当を開いていきなり生豆腐とシュクの塩辛が飛び出した時には、傍人の嘲笑いと共に弁当の主が顔を赤らめるのを見た事が度々ある。」(以上、『松山王子尚順遺稿』より抜粋)とあり、また、現在でも珍味として知られる豆腐ようや広く普及している「ゴーヤーチャンプルー」などにも言及しています。

琉球料理の真髄にふれた「鷺泉随筆(七) 琉球料理の堕落」は、私たちが心しなければならないことをずばり説いていると思います。「近来琉球料理の堕落には驚いた。最早琉球料理の真味を知った人は殆《ほとん》ど絶滅に近づいているのではないかと思う。それに近来他県人が琉球料理を食べたいと云う人が反対に多くなって来て、至る処で琉球料理の御馳走をしている様だが、仍て其料理を作る人間は本筋の琉球料理を全然心得ていないで、唯良い加減に作っているのではないか。此頃私も時々御馳走の御膳等を貰うこともあるが、其の料理の不味《まず》いのには驚くばかりでなく、先ず忌憚《きたん》なく云えば食味を知らぬ人が作った料理と云っても良い程だ。

第一料理の要訣は塩の味を使うことであるのに、近頃の琉球料理を作る人は全然塩を用いることを知らない。」（同右）

また、「食味と園芸―千疋屋主人と語る」では、遠来の客を遇す時の心得としての献立・料理法・気配りなどについて興味深く記されています。つい最近までゴーヤーの苦みは県外の方にあまり受け入れられていなかったと思いますし、むしろいぼいぼのあるルックスの悪さから敬遠されがちでした。ところが、その栄養学的な効用が広く知られるようになり、今では日本国内はもちろんのこと海外でも人気食品となりました。

「此の会談中、私が意外に思ったのは、ゴーヤーの礼賛にして、あの苦味は迚《とて》も他県人、而も口味の肥えた千疋屋主人の如きには不向きと思っていたのに、此が及第せしことは誠に珍しく、（後略）」（同右）。七〇年以上も前に、千疋屋のご主人がゴーヤー礼賛をされたことに敬意を表する次第です。

千疋屋ご主人のおもてなしに出された「切麦（チリムジ）のお汁」は、卵に小麦粉を混ぜ、金糸卵風の具にした汁物です。義姉の得意の料理でしたので、私もいつの間にか急な来客料理として活用し、喜ばれていましたが、千疋屋ご主人の「此は世界的の一番贅沢のオソバだ」との感想に恐縮しました。沖縄の料理が独特なものであるだけに、他県の人を供応する献立の基本など学ぶところがたくさんあります。

果物類についても、茘枝、マンゴー、パパイヤ、ペカン、石榴、楊梅（やまもも）など研究心旺盛な義父の語りに引き込まれます。

義父は、貴族院議員時代から食に関して並々ならぬ探険心を持っておられたとのこと。百年ものの古酒や食文化関係の書籍コレクション、飲食器類の骨董品などすべてが去る大戦で焼失したことは残念でなりません。現在の琉球新報社の創設者であり、沖縄の食文化を広く県外の著名な方々へ紹介すべく、数々の供応や論著に熱心であった義父の思いを、私もまた多少なりとも継承していきたいと思うのです。

本書に記された琉球の文化は貴重なものばかりで、ぜひ一読されることをお薦めします。

※二〇〇二年に発行した『松山御殿物語』（ボーダーインク）にも再録されています。

第二節　毎日の健康づくり

省エネと食生活

何もしないで、じっとしているときでも、私たちの心臓や肺は休まずに活動しています。からだを構成している細胞が生命を維持するために、また体温を一定に保持するために絶えずエネルギーを消費しています。

私たちが健康を維持し、元気で活動するためには、それに必要なエネルギーを毎日の食物から補充しなければなりません。市場には目を見張るほど数々の食品がありますし、楽においしく食べられるインスタント食品やレトルト食品なども氾濫しています。私たちにはそれらの中から自由に選択するチャンスが与えられているわけですから、いかに上手に選び、食生活を楽しく健全なものにするかは一人ひとりに課せられた大きな責任であり、ひいては省エネや真の豊かさにつながる大切なことだと思います。

ずいぶん前のことですが、アメリカ・カリフォルニア州のサンディエゴで開かれた国際栄養学会議に出席した際、カリフォルニア大学・サンディエゴ校の大学病院を見学する機会を得ました。病人食の献立や食品の取り扱い方、病床への配膳の仕方などを見学し、その合理化されたシステムに感心しました。見学後、栄養部長のK博士の案内で、職員専用のカフェテリアで昼食をご馳走になりました。列に並んで前方を見ると、それぞれがかかえているお盆に次々と盛られる肉や野菜、ポテトなどの量の多さにびっくりし、K氏に「普段から少食なのです」と話しました。すると「ここでは少食の人やダイエットをしている人のために半分量のサービスをしていて代金も半額にしているから、お盆を差し出す前に半分と言ったらよい」と教えてくれました。半分の量でも私にとっては多すぎるように感じたので、でっぷり肥ったサービス係の女性に「四分の一にして下さい」と頼みました。すると「半分以下は同じ値段だから！」と大きな肉をどかっとのっけられました。結局、食後の私のお盆には肉やポテトが半分くらい残ってしまいました。「こんなに捨ててしまうのはもったいないですね」と指さすと、K氏は「過剰栄養や省エネの問題を論じながら、現実はこうなんですよ」と苦笑しておられました。

さて、日本はどうでしょう。資源やエネルギーの大部分を海外に依存し、とくに食料の自給率が問われている今日、私たちは毎日の生活の中で大切な食料を十分生かしているでしょうか。

東京都清掃局の調査では、都市廃棄物に含まれる有用資源のうち二一・七％が食料です。また、別の調査では、食料品を捨てた理由として、冷蔵庫に入れておいて腐敗したものが四五％ともっとも高く、次いで、しまい忘れたとか保存期間がわからず不安になって捨てたなどがあげられます。さらに「ご飯を捨てる」意識について、捨てるなんてとんでもないと答えたのは二十代が六％、三十代が二二％、四十代が五一％、五十代が六三％と若い人ほど食べ物を捨てることに対する意識が欠如していることがわかりました。

無計画になんとなく食べるということと、買い物や調理のとき、ほんの少しでも考えて食べるのとでは、結果において大きな違いがあることはいうまでもありません。

健康的な食生活を送るための四つのポイントとして、①バランスのとれた栄養、②睡眠を含めた十分な休養、③運動による積極的な体力づくり、そして④リズムのある生活、が挙げられます。

バランスのとれた栄養というのは、穀類、肉類、卵、豆類、いも類、野菜果物類など、なるべく数多くの食品をうまく取り合わせて調和のとれた摂取の仕方を工夫することなのです。これは決して難しいことではありません。まず買い物の時点で、金額は増やさないようにして食品の数を多く選ぶ工夫をすることです。冷蔵庫や台所の食品棚に、少量ずつではあっても数多くの異なった食品があると、調理のときこれらの食品をあれこれ工夫して使う楽しみがありますし、栄養の面からも自然にバランスがとれるようになるのです。たとえば、簡単な卵焼きを作るにしても、卵を二個かき混ぜてフライパンで焼いてしまうより、卵を一個にしてツナフィッシュまたはソーセージ類や、もやし、ねぎ、にんじんなどの野菜類を少量ずつでも混ぜると、味もよくなりますし、栄養的にはそれぞれの食品に含まれる異なった成分相互間の補足効果も発揮されることになります。

このような工夫は、食生活に対する私たちの心の問題といえるでしょうし、また、食料を無駄にしないという省エネにもつながることになります。

一方、食品をバランスよく組み合わせ、栄養に気を配った食べ方をしていても、運動不足や精神的なストレスの強い生活の中ではせっかくの工夫も生かされません。

日本女子大学で、白ネズミを運動群と非運動群にわけて、煮干と低カルシウムの白ネズミ用餌を自由摂食させた実験をしています。その結果、運動による摂食行動の違いと骨の強さに大きな差がみられました。それは①運動をした白ネズミは、運動をしないでカゴの中でごろごろ寝転んでいた白ネズミより餌の摂取量ははるかに多かったけれど、煮干はそれほど食べませんでした。したがって、運動群は非運動群に比べカロリー摂取量は高く、カルシウム摂取量はとても低かったことになります。②運動群は摂取量が多かったにもかかわらず、体重増加はみられませんでした。これは運動によってエネルギーを消耗したからです。運動群はカルシウムの摂取量が少なかったにもかかわらず、血清中のカルシウム濃度は非運動群より高く、また骨の強さを示す破断エネルギー（大腿骨を折るのに要したエネルギー）が、非運動群の二倍もあったということです。このことから運動は、私たちの体内で栄養素の効率を高めるということがわかりました。さらに、体力を向上させるばかりでなく栄養の無駄をなくし、健康なからだづくりに導いてくれます。

近年、若年者の骨折や肥満などが問題になっていますが、大人たちはすぐに「加工食品が多いから」とか、「食品添加物が悪い」「公害食品をなくそう」などと叫びます。それらももちろん大切なことではありますが、その前に、先に述べた身近なことがらについて十分意識することが重要だと思います。

アメリカではたいへんな日本食ブームです。日本食は全体にカロリーが低く、刺身や豆腐などは良質のたんぱく質を含み、しかも成人病を誘発する動物性脂肪が低く太る心配がないと捉えられています。「日本の食文化はすばらしい」とほめたたえるのですが、一方、日本では、食生活の欧風化がみられ、それによるさまざまな問題が生じています。不況、不景気、と口にしながら、一方では無駄なものを買い込んだり、やせるためと称して高価な特殊食品を購入したり、と身近な毎日の生活に対して無頓着すぎるのではないか、と思われます。

決して他人事ではありません。私たち一人ひとりが、お金のかからない健康づくりを心がけ、楽しい食生活の工夫をし、元気で長生きができる真の長寿国世界一を誇りたいものです。

健康な心身とバイオリズム

ＷＨＯ憲章における「健康」の定義

Health is a dynamic state of complete, physical, mental, spiritual and social wellbeing and not merely the absence of disease or infirmity. ――健康とは完全な肉体的（physical）、精神的（mental）、spiritual、及び社会的（social）福祉の dynamic な状態であり、単に疾病または病弱の存在しないことではない。

右記の spiritual と dynamic というのは日本語に訳しにくく、専門家が議論を重ねてきました。その結果、spiritual は人間の尊厳の確保や Quality of Life、いわゆる生活の質を考えるために必要な、本質的なものであるということ、また、dynamic については「健康と疾病は別個なものではなく連続したものである」という意味付けがなされました。健康に関しても時代の変化を見ることができます。

沖縄県警察職員の健康診断状況について、同厚生課福利保健係から提供してもらった資料で細かく検討してみたいと思います。まず、平成一〇年から一四年度までの定期健康診断受診率は一〇〇％で、警察職員の健康に対する高い意識がうかがえます。しかし、平成一四年度の有所見者率は約四八％で、ほぼ半数の職員が健康に疑いがあるという結果が出ているのです。また、その半数はすでに病気になっていて、治療を要するというのです。

もっとも多い有所見は、「肝機能障害」で、肝機能所見については前年度（平成一三年度）に比べ、要治療または治療中が約二・六倍と急増し、危惧するところです。肝機能障害というと、まず、脂肪肝とアルコール性肝障害が考えられます。お酒は飲み過ぎないことです。アルコールは一グラム当たり七キロカロリーと、脂肪の九キロカロリーに次ぐ高エネルギーなのです。普通、肝臓には二、三％の脂肪が貯えられるのですが、脂肪肝になるとその量が三〇～五〇％にもなってしまい、危険です。肝臓は一・二～一・八キロぐらいで私たちの腹部内臓ではもっとも大きい臓器です。そのおもな働きは、①糖質、たんぱく質、脂肪など栄養素の分解と貯蔵、②胆汁を分泌する、③有毒素を無毒にして胆汁の中に排泄したり過剰なコレステロールやビリルビンと呼ばれる胆汁色素を排泄する、④血液の凝固や凝血の溶解に関係する物質をつくる、⑤肝臓の豊富な血管の中に血液を備蓄し必要に応じて放出する、赤血球の構成成分である鉄を貯蔵する、⑥各種ビタミンの活性化や貯蔵など、私たちの日常生活にとって極めて重要な機能を果たしています。その肝臓に異常が生じることが何を意味するか、よく理解していただきたいと思います。

二番目に多いのは、血中脂質です。血中脂質というと、高脂血症いわゆる血液中のコレステロールや中性脂肪やリポたんぱく質が高い状態をいいます。血液中に脂肪が異常に増加すると、動脈硬化が生じ、狭心症や心筋梗塞、脳梗塞の誘因となるのです。

三番目に多い所見は高血圧症となっています。高血圧症の怖いところは、自覚症状がないまま続くと、脳卒中や心臓病などの危険性が高まるということです。血圧とは、心臓が血液を圧出する力のことで、心臓が収縮して血液がどっと押し出されるときの血圧を収縮期血圧またば最大血圧といい、心臓が拡張して静脈からかえってくるときの血圧を拡張期血圧または最小血圧と呼んでいます。一般的にいう血圧の「上」が収縮期の血圧で、「下」が拡張期の血圧のことなのです。血圧は、健康な人でもさまざまな要因で変化しますので、自分自身の血圧の状態をよく知ることは大切です。

四番目が糖尿病となっています。糖尿病は遺伝、過食、肥満、運動不足、ウイルス感染その他によっておこる糖代謝異常です。内分泌であるホルモン（インスリン）の不足か作用不足によるものですが、糖尿病になると一般の人より心筋梗塞で四倍、脳梗塞で二倍も発症率が高くなるといわれています。また、ふだんの行動でも瞬発力が落ち、動きは鈍り、脳の働きも低下してしまうので、たかが糖尿病と考えるのは極めて怖いことなのです。

さて、公安委員長として定期的に県警本部に足を運ぶ機会を得て、警察職員は一般的に肥満傾向ではないか、と気にしていました。案の定、平成一四年度の健診でＢＭＩ肥満が五七％と半数以上の職員が肥満であることがわかりました。しかし、ＢＭＩ（Body Mass Index）というのは身長に対する体重の割合［体重kg÷身長m÷身長m］で、標準は22です。県警職員のように特に柔道、剣道、空手などの術で身体を鍛えている人は、見た目が肥満のようでも実際にはそうではなく、筋肉が多いということも考えられます。また、男性と女性では肥満の形態が違うということも理解しなければなりません。体型的に、お腹が出っ張っている人は要注意といえましょう。いずれにしても、自分自身で日常生活を通してベストだと感じる体重を知っておくことは重要だと思います。

バイオリズムとリズムの種類

生物の生理現象から行動にいたるまで広い範囲で周期性、いわゆるリズム形成がおこなわれています。これをバイオリズムといいますが、これは外界の周期性と動物の行動、生理がその生命維持のためにうまく同調したことから生じた周期なのです。人間についても気候に対する身体の馴化があります。例えば出生については満潮に関係があること、冬季の老人の死亡が多いということ、また精神障害者の発症が春季に多いということなどDemographic Study（人口統計学の研究）からも世界的に証明されているのです。

リズムには概日周期、潮汐周期、概月周期、概年周期の四種類があります。概日リズムというのは、地球の自転にともなうもので、睡眠と覚醒、摂食など一日の行動に基づくものです。目覚めが悪く、だらだらしていると一日中すっきりしません。これは前夜に飲み過ぎで翌日まで影響を及ぼしたということになるのかもしれません。

一日のリズムをうまく整えるのに三度の食事がいかに大切かはよくご存じだと思います。朝食のことを英語で、Breakfastといいます。Breakとは壊すという意味です。Fastとは、速いという意味の他に断食という意味もあるのです。例えば、朝食を七時または七時半に食べたとします。通常、食物の胃内停滞時間は二、三時間（食事の脂肪量にもよる）なので、一〇時ごろにはコーヒータイムとなり、甘いものやスナック菓子をつまみます。一二時に昼食を摂り、さらに午後三時ごろおやつタイムで一息つきます。それでも夕方の六時ごろには空腹となり、たっぷり夕食を食べることになるのです。しかし、夕食から翌日の朝食までは一〇～一二時間も経過することになり、七～八時間の睡眠があるので我慢できるものの、私たちの身体は完全に飢餓の状態に陥っているのです。その飢餓、**Fast** を壊す、いわゆる **Break** するのが朝食で、**Breakfast** なのです。

私が栄養学を学んだ五〇年も前の授業で、教授から「**The best way to break fast in a morning is to drink juice.**」ということを習ったのが鮮明に思い出されます。これは、朝食は酸で胃を目覚めさせることによってスタートするのが最高であるという意味なのです。ジュース類はクエン酸やビタミンC（アスコルビン酸）に富むために、洋食ではまずオレンジ、トマト、グレープフルーツジュースなどのフルーツジュースが出てきます。沖縄のお年寄りは、ミークファヤー（目覚まし）にタンニン酸を含むサンピン茶を飲んでいました。朝食をしっかり摂取し、朝のスタートを切ると、快適で能率的な一日になること間違いなしです。

一日に一個の卵がやっと食べられるようになった戦後の食事指導では、「朝の卵は金の卵」といっていました。これは、卵のアミノ酸組成が最高によいため、交感神経が働きはじめる朝に良質のたんぱく質を摂取することが一日の能率アップをもたらす、という意味だったのです。三度の食事のリズムと健康的な睡眠がいかに私たちの日常生活にとって大切か、おわかりいただけたと思います。

その他の周期も、ほとんどが概日周期に基礎を置いていることが明らかになっています。海外旅行の時差ぼけが一つのよい例かもしれません。成田からニューヨークまでノンストップで約一三時間という時代になりました。物理的に昼と夜が逆転して、昼間に眠くなり夜に目がさえるといった経験はあると思います。レンナーの実験によると、パリで一定時刻に給餌するように訓練されたミツバチを、飛行機でニューヨークに運んだところ、五時間の時差にもかかわらず、あくる日もパリ時間で餌場にやってくることがわかりました。この実験は、ミツバチにも体内時計がしっかり備わっていることを証明したものなのです。

私が一九五二（昭和二七）年に米国留学したときは、船で一六日も過ごし、やっとのことでゴールデンゲート・ブリッジに到着して感激したものです。ゆっくり時差を感知したことにより「時差ぼけ」を感じることはありませんでした。スローライフのすばらしさなのかもしれません。

沖縄では特に潮汐周期を大切にします。おめでたいことは潮の満ちに合わせますし、その逆は干潮に合わせるのです。概月周期についての身近なものでは、女性のメンストレーションいわゆる生理があります。最近では沖縄でも太陽暦での行事がほとんどですが、以前は太陰暦が主でした。月を中心にした暦が人間をはじめ動物の生理・生態にもっとも合っているのかもしれません。

また概年周期では、食欲の秋や読書の秋、灯火親しむ季節などという表現もあります。

図1　交感神経と副交感神経の24時間のリズム

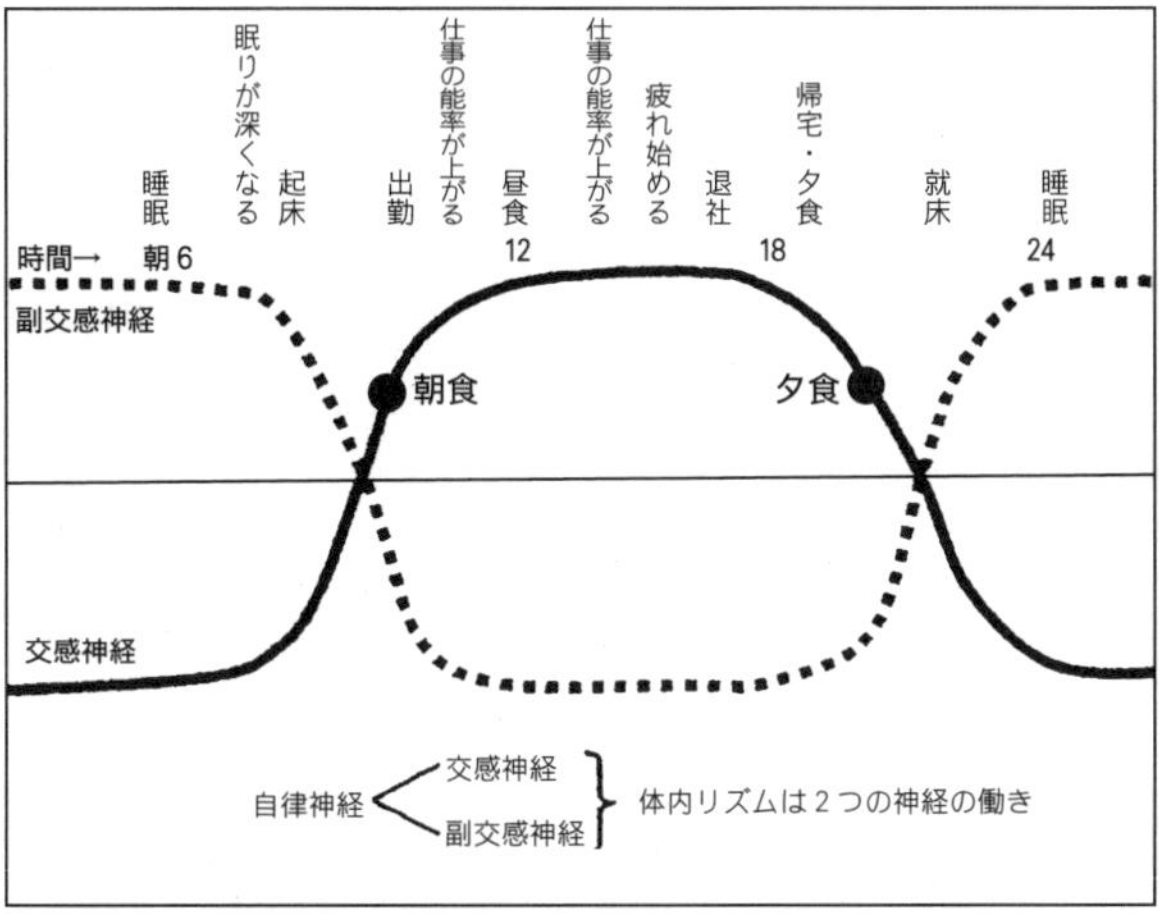

バイオリズムを調える自律神経

　神経には自分の意思でコントロール可能な運動神経と、自分の意思ではコントロール不可能な自律神経とがあります。自律神経は交感神経と副交感神経からなり、この二つは一方がプラスに作用すると、もう一方はマイナスに作用し、互いに牽制しあいながら、体温、血圧、脈拍、各臓器の働きなど二四時間の体内リズムをコントロールしているのです。

　図1に示してあるように、睡眠中は副交感神経が機能し、昼間の活動中いわゆる起床中は交感神経が働くのです。

　したがって、自律神経の健全な人は、朝のさわやかな目覚めとともに図に見るように二つの神経がスムーズに交替します。例えば、朝の六時にすっきり目覚め、一時間後の七時に健康的なバランスのとれた朝食を摂ると、交感神経はその人なりにフルに機能を発揮し能率的に一日の前半を過ごすことができるのです。昼食時にはリラックスして、休息をとるので副交感神経が働きます。ここで大切なことは、食事をしながら仕事を抱え込んだり討論を続けたりというのはよくない、ということです。これは午後の仕事の能率にも影響します。私が小学生のころ、「よく学び、よく遊べ」と言われたものですが、仕事と休息にもリズムが重要です。

ストレスをためない生活を心がけよう

図2「食事制限とストレスの時期と生存率」は、ミネソタ大学のネルソン教授が、ハツカネズミを用いて食事のリズムを崩すとどうなるかということについておこなった実験の結果です。ネズミは夜行性ですから、夜間に活動します。そこで、明るい時間と暗い時間の二つの時期に分けて、図に示すような実験をおこなったのです。明るくなってはじめの四時間だけしか餌を食べる時間がない、という条件にした場合の生存率はわずか一〇%と悪くなりました。しかし、暗くなった最初の四時間だけしか摂食を許さない場合には、自由摂食に比べて生存率は下がりますが、暗い時間の最後の四時間に摂食を許したネズミとそれほど差はなく、六〇%程度となりました。したがって、明るくなってからの四時間に摂食を許したということは、夜行性動物にとって深刻なストレスであったといえます。人間は夜行性ではないので、これとまったく逆の結果になると思われます。私たちにとって非常に厳しいストレスを与える時期は、寝て間もない時間であり、寝入りばなを襲われたり、じゃまされることがいかに危険かがわかります。

警察の職務は二四時間体制ですので、多くの職員が夜勤に従事しなければなりません。個人

図２　食事制限とストレスの時期と生存率

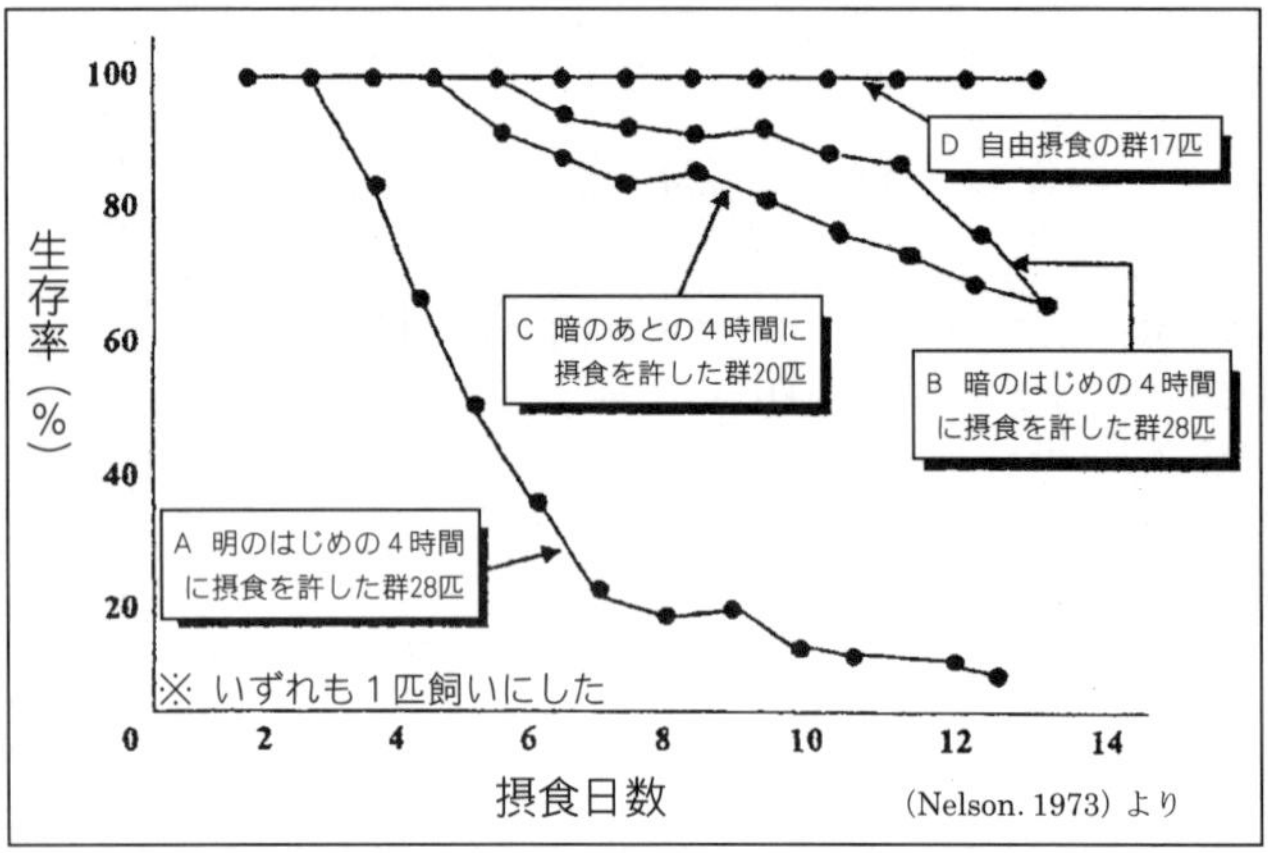

差もありますが、夜勤は大きなストレスの原因にもなりかねませんから、夜勤の組み方、その対応の仕方、心構えなどについては自分自身で考慮し、勤務する必要があると思います。

肥満は万病のもと

食べたエネルギーをどれだけ消費するかの出納で、肥るかやせるかは決まります。一〇〇キロカロリーの食品概量とそれを消費するための動作と時間を表1、2に示しました。

ご飯を茶碗の半分食べると、体重六〇キログラムの男性で約三〇分、五〇キログラムの女性

表1　約100kcalの食品の概量と重量

食　品　名	概　　量	重　　量
ごはん	飯碗の半分	1杯約150gとして
食パン	半切れ	1枚60～70g
サンドイッチパン	1切れ	1枚40～50g
あんぱん	1/3個	1個約110g
うどん	1/3杯	1杯約120g
インスタントラーメン	1/4杯	1杯約100g
バター・マーガリン	大さじ1杯	約13g
植物油	小さじ1杯	約11g
牛　乳	1本	180cc
りんご	中2個	
バナナ	1本	
コカコーラ	約1缶	
缶ジュース	約1缶	
チョコレート	半枚	約20g
ポテトチップス	約1/5袋	1袋約90g
ビール	約3/4缶	1缶350cc
泡盛（25%）	小さな杯3杯	約60cc
日本酒	2/3合弱	約95cc
ワイン	小コップ1杯	ワイン

表2　約100kcalを消費するための動作と時間

40歳代で：男性60kg　女性50kgとして

動　　作	時　　間（分）	
	男　性	女　性
普通歩行（通勤・買物）	50	65
足歩（急ぎ足）	30	38
ジョギング（120m/分）	18	23
柔道	15	19
ラジオ・テレビ体操	31	39
サイクリング（10km/時）	32	40
エアロビクス・ダンス	28	34
野球	40	50
水泳（遠泳）	14	18
ゴルフ（平地）	36	45
縄跳び（60～70回/分）	14	18
草むしり・園芸	54	68

で約四〇分、早足で歩かなければ消費できません。食べたり飲んだりするのは楽しくて簡単ですが、その分を消費するのは努力が必要なのです。健康は医者や看護婦・保健師がつくってくれるものではありません。自分で自分の体をよく知り、自らつくるものです。なにごとも壊すのは簡単ですが、それをもとに戻すのは容易ではないし、むしろ不可能なことさえ多々あるのです。病気になって初めて健康の有り難さを知るのではなく、健康なうちにさらに健康増進に努めましょう。

食行動学の中に見る刷り込み現象

子を産んだばかりの母親ネズミと子ネズミの二組の家族に、図3に示すような餌を与えて三週間飼育しました。Aの家族の母親ネズミには、カゼイン（たんぱく源）、ラード（脂質源）、グルコース（糖質源）、塩類（無機質）の四つの栄養成分を含む飼料を与え、Bの家族の母親ネズミにはたんぱく源欠乏の飼料を与えたのです。ただ、母乳だけで育っている子ネズミが栄養失調にならないように、一日に四時間は子ネズミと離して、両方の母親ネズミに完全栄養を与えました。したがって、子ネズミたちはすくすくと育ったのですが、この間、Bの家族の子ネズミたちはカゼインとの接触は皆無でした。その後、離乳した両方の子ネズミたちについて、一匹一匹好きなものを選んで食べることができる、カフェテリア実験をおこないました。その結果、Aの家族の子ネズミたちは四種類の栄養成分をまんべんなく選択して食べたのですが、Bの子ネズミたちはカゼインを食べず、死に至る子ネズミもいました。この研究から、①子ネズミたちは親といっしょに生活している間に自分の嗜好を形成すること、②子ネズミたちには、自分に必要な栄養素を学ぶ能力はなく、母親の食べている餌を学習していたこと、③幼少期の食物摂取が、その後の食物選択に重要な影響を及ぼすこと、がわかりました。動物には帰趨反応、いわゆるインプリンティング（刷り込み現象）があることはよく知られていますが、人間でも幼少のころの食生活が、その後の「食」に対する意識・態度に大きく影響するといわれています。

図３　２つの群に分けた選択実験

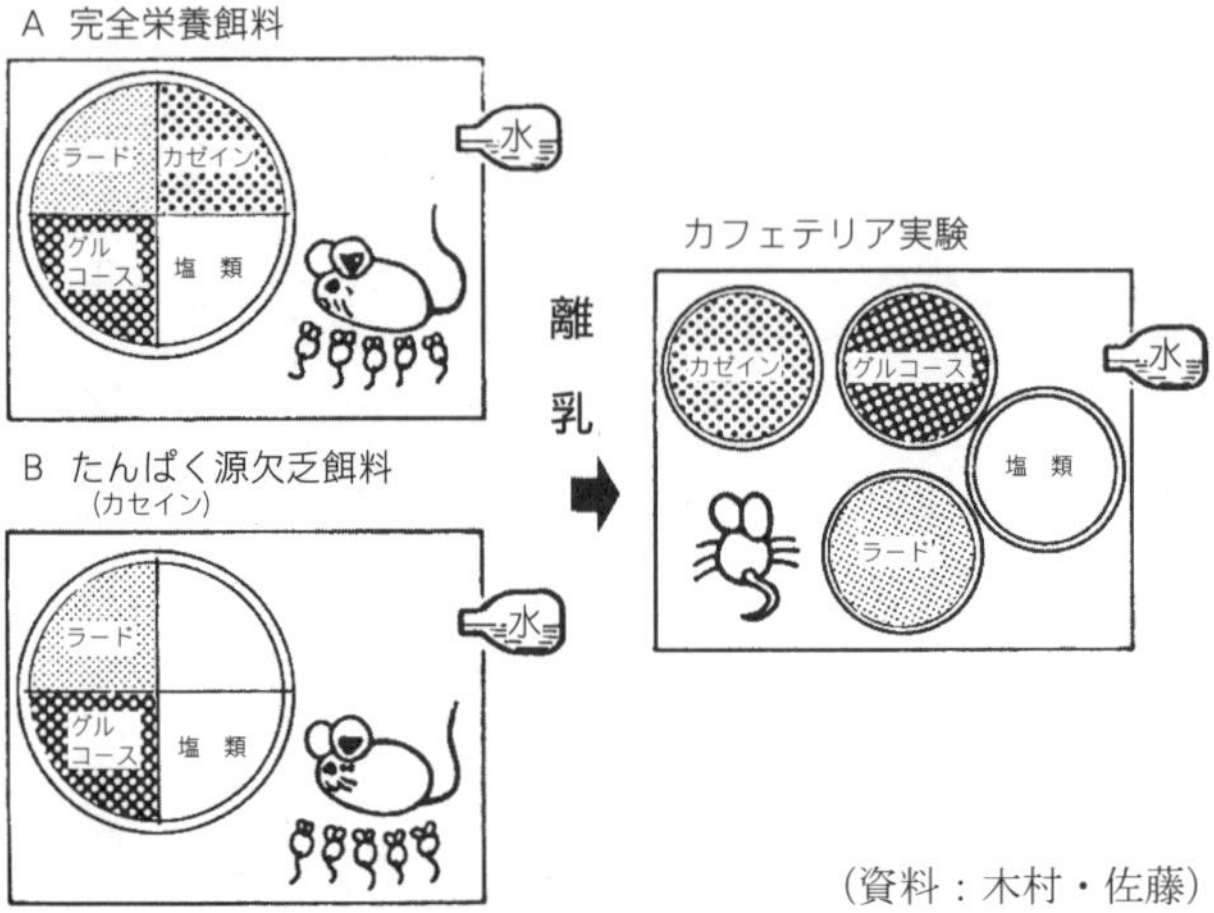

（資料：木村・佐藤）

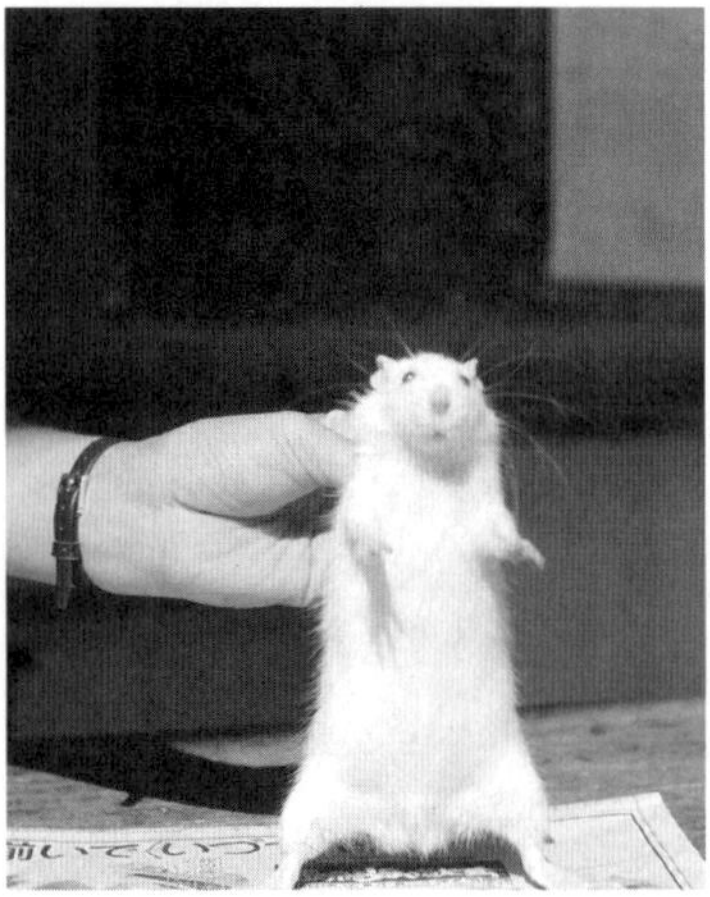

長寿食を見直そう

琉球大学在職中の三五年間を振り返ってみますと、そのほとんどの時間を沖縄の長寿食素材に関する、実験動物を用いた生化学実験に費やしました。ミシガン州立大学での修士論文が、白ネズミ一〇〇匹近くを用いた豆類たんぱく質への穀類たんぱく質の補足効果に関する研究だったことから、論文をまとめるまでの約二年を、動物実験室で白ネズミを相手に過ごしました。沖縄でもいち早く生化学実験を実施したい、とはりきって帰国しましたが、当時の琉球大学の研究環境ではほとんど不可能の状態でした。どうにか手づくりの動物実験室をつくり、実験に供する白ネズミの繁殖からはじめ、以後は動物実験に没頭しました。

長寿者からの聞き取り調査で「サギグスイ（下げ薬）」という言葉を耳にすると、研究室で文献をめくり、果たして、血圧を下げるのか、頭ののぼせを下げるのか、腹のめぐりをよくする「下げ」なのか迷いました。しかし、動物実験では、高脂血症の白ネズミに試料を与えると血清や肝臓でコレステロールや中性脂肪が下降したり、糞が軟化したりと、それらがはっきり解明できるのです。実験を続ける中でいつも大きな期待に胸をふくらませたものです。沖縄の長寿者たちの食に関する知恵の結晶を、科学的に裏付けていくその過程は充実していて、確かな結果を得たときの達成感は言葉ではとても表現できません。

実験試料も黒砂糖に始まり、アロエ、ゴーヤー、へちま、パパイヤ、よもぎ、にがな、長命草などの野草・薬草から豆腐、そして昆布、アーサ、もずくなどの海草類に至るまで、多数の食素材を用いて実験をおこないました。実験動物も高脂血症ラット、糖尿病ラット、骨粗鬆症モデルラットとそれぞれの症状を発症させる研究も重ねながらの実験でした。また、コレステロールにも善玉や悪玉がありますし、糖尿病の実験では血糖値の経日変動を測定するため、尻尾の先から毎日二、三滴の採血をおこなう必要がありました。

さらに、骨粗鬆症の実験では骨の成分の定量分析と骨の強度を測定するという物理的な実験も必要なため、物理・化学的実験を精確におこなわなければならず、神経を使いました。ただ、先にも述べた食品素材一つひとつの試料に関しては、その効果が動物実験によって解明できるものの、幾つかの食品の組み合わせによる、養生食の薬効やそのメカニズムについての追求は当時の実験施設と私の能力では不可能でした。

沖縄は「亜熱帯・島嶼・海洋性」という地理的環境と歴史的にも中国はじめ東南アジアの国々との交易を通して、貴重な「食」の知恵を学び、先人たちはこれらを今日まで立派に伝承してきました。また、温暖な気候と豊かな自然環境に恵まれ、薬草の宝庫といわれるほどで、近年の抗酸化物質関連研究では、世界的にも研究者の注目を浴び、さまざまな国際会議や研究集会などが沖縄で開催されています。

うこん、えんさい、アロエ、グアバ、クミスクチン、ゴーヤーなど数多くの沖縄独特の食材を原材料とする健康補助剤や健康食品の開発も盛んにおこなわれています。

しかし、その一方で若者たちの食生活の乱れや欧米化には歯止めがきかず、長寿県沖縄の崩壊は最早時間の問題です。

今一度、古き良き時代の先人たちの「長寿食」への知恵の結晶を呼び起こし、日々の食生活の中で生かしたいものです。飽食の時代だからこそ、特に幼少のころから正しい生活習慣をそれぞれの家庭で、教育の場で、さらに地域社会でしっかり身につけさせる努力をしなければならないと思います。健全な精神は健全な肉体に宿る、といいますが、毎日の食事を通して心の教育や人格教育をすると同時に、長寿県沖縄を取り戻したいものです。

あとがき

琉球大学在職中の一九八八（昭和六三）年、当時国際学会での日本代表としての発表や日本の食生活全集『沖縄の食事』の編集代表者など、多忙を極めながらもやっとの思いで『南の島の栄養学』を出版しました。あれから二十年の歳月は流れ、その間多くの人びとから「パート2はいつ出版するの？」と度々声をかけられ、心の中では焦りを感じていました。

実は一九九一（平成三）年に、教育界から行政の世界へと、私の人生にとって最大の転換期となった出来事が起こりました。約二年半「沖縄県初の女性副知事」という重い肩書きの下、ひたすら県民のためにと頑張りました。しかし、結果的には教育の場が私自身に一番似合っていたようで、古巣の琉球大学のキャンパスにある放送大学沖縄学習センターの所長に就任し、九年間勤めました。

琉球大学の研究室で実施した、糖尿病ラットの骨粗鬆症モデルラットを用いた生化学実験の結果についての未発表のものや、これまでに学会誌や健康関連雑誌の依頼で執筆した、数々の論考やエッセー等もフロッピーの中に蓄積してありましたので、それらを系統立ててまとめてみようと考えたのが数年前でした。加齢とともに動きが鈍くなり、時間をかけすぎてしまいましたが、やっと出版する運びとなりました。

日本では国勢調査が五年ごとに実施され、二〇〇〇年の調査結果が二〇〇二年の十二月に公表されたのですが、それまで長年「長寿県沖縄」として国際的にも広く知られていた我が沖縄県の男性の平均寿命が、二十六位に急落したのです。沖縄県医師会や栄養士会、行政の健康・栄養担当部局はじめマスコミ関係者の間でも大きな問題として様々な取り組みがなされました。

琉球大学食物学研究室では、三十年程前から沖縄の長寿危うしと警告を発していました。特に私は一九八〇年代半ばから、母校のミシガン州立大学に客員研究員・教授として出かけるようになり、日本食が外国では健康食として広く受け入れられているのに対して、日本人の食は逆に欧米化の一途をたどっており、その加速の度合いに危惧の念を抱いていたのです。

最新の国政調査結果でも、女性は辛うじて長寿県一位の座を保つことができたものの、男性は前回より一位アップの二十五位にとどまりました。長寿県沖縄を取り戻すためにはやはり初心を忘れず、古き良き時代の教訓に学び「食べものが、人をつくる」という「医食同源・薬食同源」の意識で、県民の一人一人が食に対する感謝の念を抱くことが最も大切だと思います。

本書は先人達の食に対する知恵の結晶を科学的に検証し、二十一世紀の複雑な地球環境の中でいかに健康長寿を維持するかという、暮らしの中の栄養の知識についてまとめました。身近において日常の食生活に役立てていただければ幸いです。

終わりに、本書の出版にあたり資料のまとめをして下さいましたヴァリエの池宮照子さん、ボーダーインクの池宮紀子さんはじめ皆様に心から感謝申し上げます。

二〇〇八年六月

尚　弘子（しょう　ひろこ）

1932年沖縄県に生まれる。米国ミシガン州立大学大学院栄養学専攻（修士課程）修了。農学博士（九州大学）。琉球大学名誉教授。元沖縄県副知事。現在、沖縄科学技術大学院大学運営委員、沖縄県文化振興会理事長他。

著書に『南の島の栄養学』（沖縄出版）、共著書として『聞き書　沖縄の食事』（農山漁村文化協会）、『松山御殿物語』（ボーダーインク）、『健康と長寿の島々沖縄』（クロスロード）、『沖縄ぬちぐすい辞典』（創英社／三省堂）などがある。

暮らしの中の栄養学
—沖縄型食生活と長寿—

初版発行　2008年8月10日
著　　者　尚　弘子
発 行 者　宮城　正勝
発 行 所　ボーダーインク
〒902-0076　沖縄県那覇市与儀２２６－３
電話　098（835）2777　FAX 098（835）2840
http://www.borderink.com
印刷所　　でいご印刷

ISBN4-89982-146-5